CONNAÎTRE LE MÉDICAMENT

Tome 2

20 000

Plaise au Président de la République Française

Amine UMLIL

Du même auteur

Le Spectre de l'Isotèle. Éditions Les 2 Encres, mai 2013

Médicament : recadrage. Sans ton pharmacien, t'es mort ! Éditions Les 2 Encres, septembre 2013

L'esprit du football : principes fondamentaux. Éditions BoD, février 2016

Ce que devient le médicament dans le corps humain. Conséquences en matière de soins. Collection « Connaître le médicament », Tome 1. Éditions BoD, juin 2016

L'équation hospitalière. De Robert BOULIN à Marisol TOURAINE. Éditions BoD, octobre 2016

Maître et Député Gilbert COLLARD, Voici pourquoi le Front National ne peut gouverner la France. Éditions BoD, février 2017

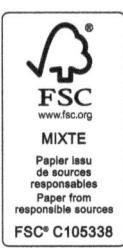

20 000

Plaise au Président de la République Française

© 2017, Amine UMLIL

Éditeur :
BoD – Books on Demand,
12/14 rond-point des Champs Élysées
75008 Paris, France

Impression :
BoD – Books on Demand, Norderstedt, Allemagne

ISBN : 9782322084043
Dépôt légal : septembre 2017

« ARGAN : C'est que vous avez, mon frère, une dent de lait contre lui. Mais enfin venons au fait. Que faire donc quand on est malade ?

BÉRALDE : Rien, mon frère.

ARGAN : Rien ?

BÉRALDE : Rien. Il ne faut que demeurer en repos. La nature, d'elle-même, quand nous la laissons faire, se tire doucement du désordre où elle est tombée. C'est notre inquiétude, c'est notre impatience qui gâte tout, et presque tous les hommes meurent de leurs remèdes, et non pas de leurs maladies. »

    Molière, Le Malade imaginaire. Acte III, scène III.

« *Dommage que vous n'ayez pas été écouté plus tôt car mon père serait encore en vie aujourd'hui.* »

    Madame K.P., le 4 octobre 2013, 00h17

Cette réflexion est élaborée et proposée sans aucun lien ni conflit d'intérêts.
(Article L.4113-13 du code de la santé publique)

Monsieur Le Président de la République,
Monsieur Emmanuel MACRON,

C'est donc avec urgence et gravité que j'ai l'honneur d'interpeller, à nouveau, votre bienveillance.

Cette fois, je me permets de vous écrire directement. Mon courrier du 15 mars 2017, transmis à votre équipe par un homme politique français, est resté sans suite. À cette date, vous n'étiez encore que candidat à la dernière élection présidentielle. Je vous alertais sur la situation du circuit du médicament en France.

L'objet de ce courrier du mois de mars dernier indique : « **20 000 morts par an** liés aux médicaments ; les éternels oubliés des agendas politiques ; plan transversal de prévention pour Monsieur Emmanuel MACRON. » Son contenu vous propose notamment ceci :

« *Une seule phrase dans le programme de Monsieur Emmanuel MACRON permettra à ce dernier de se distinguer, nettement, des autres candidats à l'actuelle élection présidentielle :* **« Ériger, en grande cause nationale, la** *prévention des 20 000 morts par an liés aux médicaments ».* Cette urgence de santé publique constitue l'éternel oublié des agendas politiques.

Les années passent. Mais, le chiffre se confirme. Chaque année en France, les médicaments, et notamment leur mauvaise utilisation (mésusage), génèrent près de 20 000 décès. Ce nombre de morts annuel dépasse largement celui constaté lors des accidents de la route. Si certains Hommes (femme, homme) politiques ont su ériger les accidents de la route en grande cause nationale, Monsieur Emmanuel MACRON sera le premier candidat, à une élection présidentielle, à placer les accidents médicamenteux (erreurs médicamenteuses) évitables au cœur de son programme de santé.

C'est un vrai thème qui concerne tous les Français. Il se trouve à l'intersection de plusieurs domaines : Santé, Justice, Éducation, Environnement, etc. Comprenons bien qu'un accident médicamenteux en moins est potentiellement un dossier en moins pour la Justice. L'évitable et le coûteux désordre, à l'origine d'une insécurité médicamenteuse, contribue à l'encombrement des urgences et des tribunaux. (...) »

Que se passe-t-il en France dans le domaine du médicament ?

DÉPAKINE® (acide valproïque), LÉVOTHYROX® (lévothyroxine), LARIAM®

(méfloquine), MIRENA® (lévonorgestrel), vaccins, essais cliniques, pilules contraceptives, médicaments aromatisés...

Depuis un certain temps, nous assistons à une épidémie d'alertes sanitaires ciblant ce produit spécial aux deux facettes inséparables : le bénéfice et le risque. Les patients, dont certains avec une dimension VIP (Very Important Person), seraient devenus les nouveaux prescripteurs et la presse s'érigerait en une nouvelle autorité sanitaire. Sans doute, les professionnels de santé et les autorités *ad hoc* auraient laissé un vide en la matière. Désormais, le thermomètre médical pèserait, peut-être, peu face au baromètre médiatique.

L'affaire du LÉVOTHYROX® en est une parfaite illustration. Elle soulève au moins deux questions. La première s'intéresse à la qualité intrinsèque du produit. La seconde convoque celle des pratiques professionnelles de plusieurs acteurs. Dans cette affaire, un changement de position est observé dans la chaîne décisionnelle. Ce recul coïncide avec des dépôts de plainte. La fermeté cède face à l'action de groupe. L'incohérence sème davantage le doute et injecte de la suspicion. La crédibilité se trouve entachée. Soudainement, le *« choix du patient »* est pris en considération. Ce même choix ne manquerait d'ailleurs pas de pointer à l'horizon de l'obligation vaccinale qui se profile.

Désormais, la tâche s'annonce rude. Mais, en réalité, un tel revirement ne résout nullement le problème de fond.

Il est vrai que dans l'affaire du LÉVOTHYROX®, une actrice est devenue le chef de file de la lutte contre la nouvelle formule de ce médicament. De son côté, un chanteur est présenté comme une victime des effets indésirables du LARIAM®. Le médicament, ne pouvant échapper à son environnement, serait entré dans l'ère de la pharmacologie VIP (Very Important Person). La situation actuelle amène à s'interroger sur l'interaction entre les différentes dimensions de la pharmacologie : pharmacologie fondamentale, pharmacologie clinique, pharmacogénétique, pharmacologie boursière et pharmacologie sociale, notamment. Au lieu d'être complémentaires, celles-ci semblent s'opposer de façon frontale. Serait-ce un choc des pharmacologies ?

La pharmacologie VIP pourrait être la dernière étape de la pharmacologie sociale. Les stars de la télévision et de la radio imprimeraient une étiquette toute particulière à l'alerte sanitaire. Face aux épidémies des alertes, notées notamment en France, l'intervention d'une star, touchée par des effets indésirables présumés d'origine médicamenteuse, rend l'alerte plus visible voire plus audible. La composante médiatique vient amplifier ce phénomène. Cette amplification aboutit à un constat : le risque de noyer et de polluer le système d'alertes.

Les alertes données par des professionnels de santé et par des patients non représentés par une célébrité, elles, ne paraissent recueillir qu'une discrète attention. Du moins, elles ne semblent pas être traitées avec la même célérité observée dans ces affaires médiatisées qui tournent en boucle et dont certains se plaisent à qualifier, parfois à tort, de *« scandales »* sanitaires.

La première des mesures, visant à atténuer la défiance des patients envers la politique du médicament, serait d'inviter les spécialistes détenteurs de liens et conflits d'intérêts à se taire.

Par ailleurs, certains « savants » raisonnent de façon générale en se fondant sur la notion de significativité statistique et veulent imposer la même recette à l'ensemble de la population. Face à eux, certains « consommateurs » réclament la prise en compte de leurs spécificités individuelles et refusent d'être sacrifiés au nom de cette généralisation d'un remède unique et de cette homogénéisation des corps humains. Ces patients se permettent même de réclamer la suppression d'un médicament qui, s'il est certes nocif pour eux, pourrait à l'inverse apporter un bénéfice chez d'autres patients.

Ce dialogue de sourds pourrait durer. Ce

ménage à plusieurs, ce désaccord, traduirait un appel à la communication entre les différents acteurs concernés. C'est surtout une nouvelle invitation à la prise en considération des variations inter- et intra-individuelles lors de cette rencontre singulière, entre le soignant et le patient, qui conduit à la décision thérapeutique et à sa mise en œuvre. Une rencontre qui se solde notamment par la prescription de tel ou tel médicament et, ne l'oublions pas, parfois par sa dé-prescription.

Dans mon courrier du 15 mars dernier, je vous précise aussi que :

« *La solution cardinale, visant la sécurisation du circuit du médicament, existe déjà. Elle n'appelle le vote d'aucun texte supplémentaire. Elle réduit de façon significative le nombre de victimes. Elle permet non seulement de préserver l'intégrité et la vie humaines, mais elle génère également des économies substantielles (chiffrage disponible) pour la Collectivité.*

Cette solution fondamentale, chère aux Magistrats de la chambre régionale des comptes notamment, est rappelée dans plusieurs états des lieux, audits et rapports qui s'entassent.

Enfin, comme vient de le confirmer récemment un collègue médecin d'une autre région : « On sait que 1 décès médicamenteux sur 2 peut être évité ! » Ce professeur de médecine rappelle aussi que les effets indésirables médicamenteux « restent la première cause d'admission à l'hôpital avant les maladies cardiovasculaires, neurologiques, oncologiques ou autres... »

Ma démonstration, déjà validée par de nombreux organes indépendants et réglementaires en tout premier lieu, ne pourra qu'aider Monsieur Emmanuel MACRON à prendre soins de tout patient potentiel. Elle ne laisse la place à aucune contestation possible. Elle n'a besoin que d'un vrai support politique capable de la soutenir. L'analyse systémique vient se conjuguer aux pratiques individuelles. Elle aura l'adhésion de l'ensemble des patients et des professionnels de santé. »

Monsieur Le Président, avez-vous reçu ce courrier du 15 mars 2017 ? Depuis, vous êtes devenu le nouveau président de la Vème République.

Quatre ans plus tôt, jour pour jour, soit le 15 mars 2013, dans un article intitulé *« Le parasite et l'institution »*, j'écrivais notamment :

« Je serais tenté de dire que la France ne souffre ni d'un manque de lois, ni d'une carence structurelle. Elle serait victime, avant tout, d'une défaillance dans la mise en œuvre de ses projets, et d'une mauvaise administration de ses organes. La France coulerait par le poids de ses impostures qui auraient infiltré ses institutions *fondamentales. Ses fondations hébergeraient un parasite. Sans un traitement efficace de ces fondations, et en l'absence d'un contrôle et d'une évaluation en temps réel, il me semble difficile, pour un gouvernement quel qu'il soit, de résoudre l'équation posée.* »

J'ai donc l'honneur de revenir vers vous. Car, il est urgent d'agir. Tout semble s'effriter et se déliter. L'objectif est double : sécurité sanitaire et maîtrise des coûts.

La deuxième des actions est de stopper cette dérive textuelle. La permanente inflation législative, réglementaire et normative déstabilise les organisations, nuit à la qualité des textes, crée des conflits entre les normes et injecte de la confusion.

Le hiatus provient essentiellement de deux sources. La première réside dans ces textes descendants, de nature réglementaire en grande partie, qui sont élaborés sans concertation avec les praticiens du terrain d'une part, et sans la préalable et nécessaire évaluation de leur faisabilité d'autre part. La seconde cause, la plus importante, se situe au niveau de la mise en œuvre défectueuse des lois votées par le Parlement. De façon générale, l'incompétence se conjugue à l'inertie, à la mauvaise foi, aux conflits d'intérêts, au manque d'évaluation, et à l'inefficacité des organes de contrôle, de régulation et de sanction. Tel est le constat de ma propre expérience.

En 2017, je ne pense pas me tromper beaucoup en disant que l'état des lieux actuel pourrait réunir les éléments constitutifs de certaines infractions pénales notamment. Je pense en particulier au délit « *Des risques causés à autrui* » qui est saisi par les dispositions de l'article 223-1 du code pénal, notamment. Ce dernier dispose :

« *Le fait d'exposer directement autrui à un risque immédiat de mort ou de blessures de nature à entraîner une mutilation ou une infirmité permanente par la violation manifestement délibérée d'une obligation particulière de prudence ou de sécurité imposée par la loi ou le règlement est puni d'un an d'emprisonnement et de 15 000 euros d'amende.* »

Une qualification pénale qui peut évoluer vers notamment l'« *homicide* », l'« *empoisonnement* ».

Les sirènes de certains « *scandales* » sanitaires à répétition, dont certains sont friands, ne doivent pas occulter le fond du problème.

Identifier une seule variable ne permet pas de résoudre une équation à plusieurs degrés. Se focaliser sur le seul médicament, en faisant abstraction de l'organisation et des pratiques, est une grande erreur. S'intéresser aux racines du mal garantit la mise en œuvre effective de mesures correctives et surtout préventives. Au lieu de compter uniquement les morts *a posteriori*, il est préférable de les éviter. Une vigilance en aval n'a de sens que si elle vient compléter l'indispensable rationalisation des processus en amont.

Le médicament est un produit spécial qui ne relève guère de l'ordinaire. C'est un produit à deux facettes inséparables qui ressemblent étrangement à celles d'une pièce de monnaie. Selon l'usage, ce produit peut faire du bien ou du mal ; ou, du bien et du mal. Il pourrait être à la fois remède et poison. Le médicament peut être nuisible voire mortifère. Cette molécule est donc évaluée par son rapport bénéfice/risque. Un rapport qui n'est pas figé dans le temps. Il peut évoluer en fonction des données récoltées dans la pratique courante.

L'évidence mérite d'être rappelée. Observons que le médicament n'est qu'un produit sans mouvement. Il ne se déplace pas spontanément pour aller s'administrer, de lui-même, à tel ou tel patient. Il est guidé par la main de l'Homme. C'est bien ce dernier qui décide de la trajectoire que le médicament doit emprunter. C'est le manipulateur qui dessine les rails du circuit du médicament. Ce dernier est en réalité un double circuit : le circuit logistique vient, en effet, se combiner au circuit d'informations. Sa finalité est d'amener le bon médicament, à la bonne dose, par la bonne voie, au bon patient et au bon moment.

Ce processus, techniquement simple, se heurte à la complexité humaine. Il fait intervenir plusieurs acteurs :

− L'industrie pharmaceutique qui fabrique et met à disposition les médicaments sous différentes formes ;

− L'agence nationale de sécurité du médicament (ANSM) qui autorise la commercialisation de ces produits en délivrant notamment les autorisations de mise sur le marché (AMM) ou les autorisations temporaires d'utilisation (ATU) ;

− Les directions des hôpitaux publics et des cliniques privées qui sont responsables notamment des procédures d'achats dans le cadre des marchés publics et qui imposent une organisation donnée au sein de ces établissements de santé ;

− Le médecin, ou tout autre prescripteur habilité tel que le chirurgien-dentiste ou la sage-femme, qui prescrit non seulement les médicaments mais également l'organisation ;

− Le pharmacien quel que soit son lieu d'exercice : officine de ville, pharmacie à usage intérieur (PUI) des hôpitaux et cliniques. Dans les établissements de santé, la pharmacie est, en effet, appelée *« pharmacie à usage intérieur »* (PUI) car ses principales missions sont tournées vers les patients hospitalisés à l'intérieur de l'hôpital ou de la clinique. Les pharmaciens de ces PUI *« peuvent se faire aider par des personnes autorisées (...) ainsi que par d'autres catégories de personnels spécialisés (...) à raison de leurs compétences. »*[1] ;

− Les préparateurs en pharmacie exerçant dans les pharmacies de ville ou dans les pharmacies à usage intérieur (PUI) ;

− Les services de transport qui amènent les médicaments des pharmacies à usage intérieur (PUI) vers les services de soins hébergeant les patients hospitalisés ;

− Les infirmiers qui exercent en ville ou dans les établissements de santé ;

− Le service informatique qui gère les données ;

− Le patient et sa famille ;

---

[1] Article L.5126-5 du code de la santé publique.

– Toute autre personne apportant sa contribution dans ce domaine.

Mais, au plus près du patient, quatre professionnels de santé sont plus particulièrement concernés eu égard à leurs formations et compétences respectives dans le domaine du médicament. Il s'agit du noyau dur composé par le médecin, le pharmacien, le préparateur en pharmacie et l'infirmier.

Chacun de ces quatre pilotes a des règles professionnelles bien codifiées. Ils agissent les uns après les autres dans un ordre bien précis. Ils constituent les quatre maillons inséparables d'un processus transversal aux multiples interfaces et dont les étapes se répètent. Il leur revient de former un bouclier protecteur autour du patient.

Cette protection est utile eu égard au risque encouru.

Ce dernier se manifeste expressément par l'apparition d'un effet *« indésirable »* (*adverse effect, adverse drug reaction*).

L'effet indésirable est défini comme étant *«* une réaction nocive et non voulue à un médicament. *»*[2]

Cette notion d'effet *« indésirable »* ne doit

---

[2] Article R.5121-152 du code de la santé publique.

pas être confondue avec celle d'effet « *secondaire* » (*side effect*). Ce dernier, lui, n'est pas nécessairement nocif. Une petite histoire permet de toucher du doigt cette nuance subtile entre ces deux notions qui ne sont pas totalement fongibles.

Il semblerait que des alpinistes adultes de sexe masculin, qui prenaient du sildénafil (commercialisé sous le nom de VIAGRA®), auraient constaté non seulement l'amélioration attendue de l'érection de leurs pénis, mais également leurs capacités respiratoires lors de l'effort *(« Non remb Séc soc. »* selon le Vidal® 2015)[3]. Cette découverte a été exploitée par le laboratoire pharmaceutique. Ce fabricant a ainsi commercialisé ce même médicament, le sildénafil, mais cette fois sous un autre nom (REVATIO®) et dans une nouvelle indication : l'hypertension artérielle pulmonaire chez les patients adultes ; et même chez les enfants et adolescents âgés de 1 an à 17 ans *(« Prise en charge à 100% »* selon le VIDAL®2015).

Elle n'est pas belle la vie ?

Je pourrais citer un autre exemple. Il s'agit d'un médicament qui était initialement prescrit dans le domaine de la cardiologie. Puis, au décours de son utilisation, ce produit s'est avéré

---

[3] Le VIDAL® est un dictionnaire non exhaustif des médicaments. Il rassemble des extraits des RCP (résumé des caractéristiques du produit) correspondant aux médicaments commercialisés.

capable de faire pousser les cheveux. Son indication a donc basculé du cœur vers le cuir chevelu.

Tout ça pour dire qu'un effet « *secondaire* », contrairement à un effet « *indésirable* », n'est pas toujours nuisible et peut même conduire à l'élargissement du spectre des indications du médicament concerné. Il est facilement vérifiable que certains livres publiés, y compris par des professionnels de santé, confondent ces deux notions.

L'effet indésirable peut être « *grave* ». Ce terme de « *grave* » doit être préféré à celui de « *sévère* ». Car, cette gravité est, là encore, précisément définie par le code de la santé publique[4]. Un effet indésirable est qualifié de « *grave* » dans les sept situations exhaustives suivantes qui sont alternatives et non pas cumulatives. Il est grave s'il :

– est létal : a entraîné le décès du patient ;

– est susceptible de mettre la vie en danger : qui a amené le patient vers la réanimation par exemple ;

– a entraîné une invalidité ou une incapacité importantes ;

– a entraîné une invalidité ou une incapacité durables : autrement dit, des

---

[4] Article R.5121-152 du code de la santé publique.

séquelles ;
- a provoqué une hospitalisation ;
- a prolongé une hospitalisation ;
- a généré une anomalie ou une malformation congénitale : chez l'enfant à la suite d'un traitement pris, durant la conception de cet enfant, soit par la femme soit par son conjoint.

Oui, les malformations congénitales ne sont pas exclusives de la grossesse. Elles peuvent également trouver leur origine dans un trouble des spermatozoïdes causé par des médicaments.

Sur ce point relatif à la gravité d'un effet indésirable, il est intéressant de confronter le code de la santé publique avec le code pénal. L'article 223-1 du code pénal, lui, n'évoque que le *« risque immédiat de mort ou de blessures de nature à entraîner une mutilation ou une infirmité permanente »*. Par conséquent, seules trois situations, des sept ci-dessus listées par le code de la santé publique, tomberaient sous le coup de cet article du code pénal. Il s'agit de l'effet indésirable grave qui :
- est susceptible de mettre la vie en danger ;
- a entraîné une invalidité ou une incapacité durables : autrement dit, des séquelles ;
- a généré une anomalie ou une malformation congénitale : chez l'enfant à la

suite d'un traitement pris, durant la conception de cet enfant, soit par la femme soit par son conjoint.

L'effet indésirable létal, retenu par le code de la santé publique[5], conduit, lui, vers d'autres qualifications pénales telles que l'« *homicide* », l'« *empoisonnement* ».

Ce préjudice peut être prévisible ou non.

L'effet indésirable prévisible est dose-dépendant, fréquent, et *a priori* détectable avant la commercialisation du produit. Car, il est en rapport avec une propriété pharmacologique de ce médicament.

À l'inverse, les effets indésirables qui n'ont aucun lien avec des propriétés pharmacologiques du médicament sont imprévisibles, rares, et *a priori* non détectables avant la mise sur le marché. Ils dépendent de certains facteurs de risque propres à certains patients. La tâche se complique dans ce cas.

L'histoire nous rappelle que la surveillance, après commercialisation du médicament, doit concerner aussi bien les récents que les anciens produits. Trois exemples extrêmes permettent d'illustrer ces faits : la tolcapone (TASMAR®) a été suspendue du marché deux mois seulement après sa commercialisation en 1998, à cause d'hépatites fulminantes fatales. À l'inverse, l'amineptine (SURVECTOR®) a été retiré 21 ans

---

[5] Article R.5121-152 du code de la santé publique.

après sa commercialisation en 1978 malgré des cas graves de pharmacodépendance observés depuis longtemps. Et, il a fallu aussi 60 ans pour découvrir la néphrotoxicité (toxicité rénale) des fortes doses des analgésiques comme la phénacétine[6].

Ce ne sont pas les publications qui manquent. Je vous livre une synthèse de ces données pour vous en épargner la recherche.

Dès 1997, il y a donc vingt ans, une enquête nationale menée en France par les 31 centres régionaux de pharmacovigilance (CRPV) montre que 10% des patients hospitalisés en hôpital public, un jour donné, présentent au moins un effet indésirable médicamenteux. Une fois sur deux, l'effet indésirable est apparu avant l'hospitalisation. Environ 5% des effets indésirables recensés sont inattendus et plus de 1% sont la cause probable d'un décès. Plus de la moitié des incidents sont liés à la mauvaise utilisation des médicaments[7]. Précisons que l'effet indésirable « *inattendu* » est un effet

---

[6] Montastruc JL, Bagheri H, Lapeyre-Mestre M, Senard JM. Pharmacovigilance et pharmacoépidémiologie : principes, définition, méthodes et actualités en neurologie. Rev Neurol 1999 ; 155 (4) : 312-24.

[7] Anonyme. Effets indésirables médicamenteux : les résultats édifiants d'une enquête nationale dans les hôpitaux français. Rev Prescr 1998 ; 18 (184) : 373-5.

« *dont la nature, la sévérité ou l'évolution ne correspondent pas aux informations contenues dans le résumé des caractéristiques du produit [RCP ; VIDAL®] »*[8].

En 1998, une enquête prospective dans des services médicaux d'établissements publics français montrent que 3% des patients sont hospitalisés pour un effet indésirable médicamenteux. Quatre pour cent (4%) des patients hospitalisés sont morts à cause de l'effet indésirable ayant motivé l'hospitalisation[9].

En 2002, le rapport Quéneau[10] fait état de 6 à 12% des hospitalisations dues à une iatrogénèse[11] médicamenteuse. Sur 1409 malades hospitalisés, 7,7% présentent un événement iatrogène médicamenteux dont 30,3% sont liés à une erreur médicamenteuse évitable. D'après l'agence française de sécurité sanitaire des produits de santé[12] (AFSSAPS), chaque année, l'iatrogénèse médicamenteuse est responsable d'environ 128.000 hospitalisations, avec un nombre de journées d'hospitalisation s'élevant à 1.146.000 et un coût estimé à 320.142.936 euros (2,1 milliards de

---

[8] Article R.5121-152 du code de la santé publique.
[9] Pouyanne P et coll. Admissions to hospital caused by adverse drug reactions : cross sectional incidence study. BMJ 2000 ; 320 : 1036.
[10] Calop J, Grain F, Schmitt D, Amro S. Iatrogénie médicamenteuse. Pharmacie Clinique et Thérapeutique, Masson, 2002, 2ᵉ édition : 9-20.
[11] Événements non désirés liés aux soins.
[12] Actuelle ANSM (agence nationale de sécurité du médicament).

francs)[13].

En février 2003, une étude pilote (ERI) conduite en Aquitaine compare trois méthodes d'estimation du risque iatrogène grave dans les établissements de santé français : rétrospective, transversale (un jour donné) et prospective (suivi durant l'hospitalisation) auprès d'un échantillon de 778 patients hospitalisés dans sept établissements de santé publics et privés en médecine, chirurgie et gynécologie-obstétrique. Au total, 241 événements iatrogènes graves sont identifiés par l'ensemble des trois méthodes chez 174 patients. Environ la moitié de ces événements est jugée évitable, 40% sont la cause de l'hospitalisation, et 20% ont pour origine le médicament. En médecine, plus de la moitié est directement liée à la prise de médicaments.

Et puis, l'étude ENEIS arrive en 2004. C'est une enquête nationale sur les événements indésirables graves liés aux soins. Elle est réalisée de façon prospective sur 8754 patients hospitalisés en court séjour dans les établissements publics et privés, de médecine et de chirurgie. Dans 1,6% des cas, l'hospitalisation est motivée par un effet indésirable médicamenteux grave. Des erreurs liées au

---

[13] Traitement anticoagulant par anti-vitamines K (AVK) : améliorer le bon usage et réduire le risque hémorragique des AVK – Afssaps janvier 2001 : 1-3. Site (http://afssaps.sante.fr) consulté le 14/05/2003.

médicament sont constatées dans la moitié des effets indésirables ayant motivé l'hospitalisation, et dans un tiers des effets indésirables survenus au cours d'une hospitalisation.

Le 6 octobre 2004, une dépêche APM indique qu'un quart des administrations de médicaments pédiatriques à l'hôpital sont erronées.

En 2005, une autre étude[14] évalue les conséquences médicales et socio-économiques des effets indésirables médicamenteux à partir des notifications spontanées déclarées au centre régional de pharmacovigilance (CRPV) de Bordeaux. Elle est réalisée sur une période de 3 mois. Un suivi de 6 mois après la survenue de l'effet indésirable était prévu pour chaque patient. Cent quinze (115) cas d'effets indésirables sont alors recueillis pour 113 patients (58 hommes et 55 femmes). L'âge moyen est de 59,5 ans. Cinquante-quatre pour cent (54%) des sujets sont retraités, 26% ont une activité professionnelle. Pour les 115 effets indésirables, 156 médicaments sont possiblement en cause dans la survenue de l'effet, soit une moyenne de 1,35 médicament par cas. Soixante-trois pour cent (63%) des effets indésirables sont considérés comme graves : 49%

---

[14] Apretna E, Haramburu F, Taboulet F, Bégaud B. Conséquences médicales et socio-économiques des effets indésirables médicamenteux. Pres Med 2005 ; 34 (4) : 271-276.

ont entraîné ou prolongé une hospitalisation, 6% un décès, 4% des séquelles avec des gênes dans la vie quotidienne, 3% ont mis en jeu le pronostic vital et 1% ont entraîné une malformation. L'âge moyen des patients décédés est de 75 ans. Il y a eu 13 arrêts de travail et 9 plaintes judiciaires. La durée moyenne d'hospitalisation pour un effet indésirable est estimée à 14,7 jours (avec une fourchette allant de 1 à 120 jours). Dans 52,2% des cas, l'effet indésirable est le motif d'hospitalisation. Dans 8,7% des cas, l'effet indésirable est survenu au cours d'une hospitalisation et a entraîné une prolongation d'hospitalisation. Le coût total estimé pour les 115 cas est de 610.110 euros. Le coût global moyen d'un effet indésirable est évalué à 5305 euros. Le coût direct moyen de 5152 euros par effet indésirable représente 97% des dépenses totales. La quasi-totalité (99%) du coût direct est représentée par les hospitalisations dans les établissements publics. Le coût moyen estimé d'un effet indésirable ayant entraîné des séquelles est environ 5 fois supérieur à celui de l'ensemble des cas (soit 27.471 euros) et 600 fois supérieur à celui d'un effet indésirable non grave. La prise en charge des patients décédés est de l'ordre de 18.387 euros en moyenne.

Dix ans plus tard, en 2007, c'est le tour de l'étude EMIR. Il s'agit d'une enquête nationale française conduite par les centres régionaux de pharmacovigilance (CRPV). Elle concerne 63 centres hospitaliers et centres hospitaliers universitaires. Elle a suivi 2692 patients. Les effets indésirables médicamenteux ont provoqué 3,6% des hospitalisations. Une fois sur deux, l'effet indésirable est évitable et 30% trouvent leur origine dans une interaction médicamenteuse (incompatibilité entre les médicaments).

Depuis au moins 1997, force est donc de constater que rien n'a changé.

Le circuit du médicament se plait à contempler les conséquences de ses lacunes.

Une grande partie de ces dysfonctionnements est pourtant évitable.

Un effet indésirable peut survenir dans des conditions normales d'utilisation du médicament. Mais, ces préjudices puisent également leurs sources dans notamment deux comportements évitables : le mésusage et l'erreur médicamenteuse. Et ce qui est évitable est difficilement acceptable lorsqu'il s'agit de l'intégrité de la personne humaine et de sa vie. L'évitable est davantage inacceptable pour le patient et sa famille, pour l'établissement de santé et pour la collectivité.

Le mésusage est « *une utilisation intentionnelle et inappropriée d'un médicament* ou d'un produit, non conforme à l'autorisation de mise sur le marché ou à l'enregistrement ainsi qu'aux recommandations de bonnes pratiques. »

Alors que l'erreur médicamenteuse est définie comme étant « *une erreur non intentionnelle d'un professionnel de santé, d'un patient ou d'un tiers, selon le cas, survenue au cours du processus de soin impliquant un médicament (...), notamment lors de la prescription, de la dispensation ou de l'administration.* »[15]

Cette erreur médicamenteuse peut être une erreur :

– « *latente* » : toutes les conditions sont réunies pour qu'une erreur se produise. Mais, cette erreur ne survient pas pour autant. C'est l'exemple d'un circuit du médicament non sécurisé. Chaque jour, on « prie » pour que l'accident n'arrive pas. Cette situation pourrait être saisie par les dispositions dudit article 223-1 du code pénal ;

– « *potentielle* » : l'erreur est commise mais elle est interceptée à temps et avant l'administration du médicament au patient ;

– « *avérée sans signe clinique ou biologique* » : l'erreur se produit. Elle n'est pas interceptée à temps. Le médicament est

---

[15] Article R.5121-152 du code de la santé publique.

administré au patient. L'erreur est rapidement découverte. Mais, fort heureusement, cette administration ne semble pas avoir provoqué de dommage visible chez le patient ;

– *« avérée avec aggravation de l'état de santé du patient par défaut de soins »* : dans ce cas, le médicament prescrit n'a pas été donné au patient par oubli notamment ;

– *« avérée avec effet indésirable »* : l'erreur est commise. Elle n'est pas repérée à temps. Le médicament est administré au patient. Et dans ce cas, malheureusement, un effet indésirable est constaté.

L'expérience est riche de cas qui viennent illustrer des accidents dramatiques :

– Un enfant de 7 mois décède dans un centre hospitalier universitaire (CHU). Il a eu une injection intrathécale d'un médicament anticancéreux. Ce dernier aurait dû être administré plutôt par voie intraveineuse. L'enfant était hospitalisé pour traiter une leucémie.

– Une patiente de 96 ans est hospitalisée en USLD (unité de soins de longue durée). Dans le dossier du patient, le médecin prescrit un médicament en solution buvable. L'infirmière, elle, retranscrit en indiquant la forme comprimé. Le dosage n'est plus le même. La patiente absorbe ce comprimé une fois par jour pendant une semaine au bout de laquelle elle présente des signes cliniques d'intoxication. Un dosage du médicament dans le sang est alors demandé. La patiente décède à l'arrivée des résultats. Ces derniers se trouvent dans la zone toxique.

– Un samedi, une handballeuse est victime d'une rupture du tendon d'Achille lors d'un match. Elle doit être opérée en urgence sous rachianesthésie. L'anesthésiste injecte, par voie intrarachidienne, l'antiseptique au lieu du produit anesthésique. Ces deux produits sont tous les deux incolores. L'injection est suivie de douleurs immédiates avec des céphalées et des myalgies, puis d'une agitation avec un syndrome méningé, un déficit moteur et sensitif jusqu'au niveau pelvien. La patiente est placée en réanimation. Une expertise établit le lien de causalité entre l'inversion des produits et les séquelles permanentes qui imposent le fauteuil roulant et qui comportent des troubles sphinctériens nécessitant un auto-sondage et une évacuation assistée. Le tribunal administratif condamne l'hôpital à verser 1.100.000 francs à la CPAM (caisse primaire d'assurance maladie), 2.460.000 francs d'indemnités à la victime ainsi qu'une rente de 480.000 francs par an pour que cette jeune patiente puisse subvenir à ses soins.

D'autres exemples sont disponibles.

Je vous disais que les quatre principaux

professionnels de santé doivent former un bouclier protecteur autour du patient. Le modèle de cette protection est le suivant : le pharmacien intercepte les éventuelles erreurs du médecin. Il constitue une première barrière de sécurité. Le préparateur en pharmacie intervient après le feu vert donné par le pharmacien et représente le deuxième barrage de contrôle. Enfin, l'infirmier, en bout de chaîne, est l'ultime vérification avant l'administration du médicament au patient.

En 2017, la palme du processus le plus meurtrier pourrait donc être attribuée au circuit du médicament. Il n'est toujours pas sécurisé. Ni l'aérospatial, ni l'aéronautique, ni le nucléaire ne peut rivaliser avec ce circuit en termes de dangerosité.

Ce circuit du médicament a quelques avantages par rapport à ses concurrents : le crash reste souvent invisible du grand public ; la responsabilité se dilue dans les recoins d'un processus indéfini ; les moyens se dispersent dans les réunions dites pluridisciplinaires et la solution est noyée dans les multiples commissions qui prolifèrent au sein des hôpitaux notamment.

« Si le standard correct était mis en œuvre », c'est-à-dire la règle exigée par la loi depuis au moins 1991, *« on estime que le taux*

d'erreurs relatives au médicament, erreurs du moment d'administration exclues, serait de l'ordre de 2% à 7% des doses administrées » alors que dans le système actuel majoritaire dans les établissements de santé français, *« ce taux varie entre 25% et 45% des doses administrées »*[16].

Ce standard correct est celui qui est rappelé, dès 2002, par les magistrats d'une chambre régionale des comptes :

« L'arrêté du 9 août 1991 a rendu obligatoire la dispensation « nominative ». Le rôle propre du pharmacien est affirmé à l'article R. 5015-48 [devenu R.4235-48] *du code de la santé publique : il ne consiste pas seulement à délivrer un produit - acte matériel -, mais aussi à analyser l'ordonnance et contrôler l'adéquation des produits prescrits avec le patient traité - acte intellectuel – (...) Depuis l'arrêté du 9 août 1991, remplacé par celui du 31 mars 1999, qui en reprend les principales dispositions et les complète (...) »*

Cela peut paraître surprenant mais dans certains, voire la majorité des établissements de santé, cet acte de *« dispensation nominative »* n'est pas réalisé par la pharmacie à usage intérieur (PUI). Cet acte comprend quatre phases qui se déroulent dans l'ordre suivant :

– Le pharmacien analyse l'ordonnance

---

[16] Iatrogénèse. Effets indésirables médicamenteux : à la recherche de l'évitable. Rev Presc ; mars 2004 ; Tome 24 ; n°248, page 227.

établie par le prescripteur ;

– En cas d'anomalies, il avertit le prescripteur en lui adressant un avis pharmaceutique ;

– Le préparateur en pharmacie prépare éventuellement les doses à administrer ;

– Une information et un conseil nécessaires au bon usage du médicament sont mis à disposition ;

– Le médicament est délivré, enfin.

Autant dire, qu'en principe, l'infirmier ne peut intervenir qu'après les actes du pharmacien et du préparateur en pharmacie. Dans un hôpital, le médicament n'est pas en libre-service. Notons que sa « *délivrance* » n'est que la dernière étape de la « *dispensation* ». N'évoquer que la délivrance reviendrait à réduire le rôle du pharmacien à celui d'un grossiste répartiteur. Dans ce cas, il ne faudrait pas s'étonner de voir cette pharmacie qualifiée d'« *épicerie* ».

En réalité, l'analyse pharmaceutique de l'ordonnance médicale est double. Elle est réglementaire puis pharmacologique. Elle porte sur certaines vérifications : prescripteur habilité ou non à prescrire ; données manquantes ; dose potentiellement toxique ou inefficace ; interaction (incompatibilité) entre les médicaments, entre les médicaments et les plantes, entre les médicaments et les aliments ; contre-indication, redondance ; etc.

Le pharmacien hospitalier est le principal gardien du médicament. Ses rapports avec le médecin sont régulés par le code de la santé publique.

Les désaccords inhérents à l'utilisation de tel ou tel médicament se règlent, en premier lieu, entre médecin et pharmacien ; et non entre médecin et infirmier.

Le pharmacien a son mot à dire. Et « *lorsque l'intérêt de la santé du patient lui paraît l'exiger, le pharmacien doit refuser de dispenser un médicament.* »[17]

Selon l'article L.5126-5 du code de la santé publique, une pharmacie à usage intérieur (PUI) est « *chargée de répondre aux besoins pharmaceutiques de l'établissement où elle est créée et notamment : d'assurer (...) la gestion, l'approvisionnement, la préparation, le contrôle, la détention et la dispensation des médicaments (...) de mener ou de participer à toute action d'information sur ces médicaments (...) ainsi qu'à toute action de promotion et d'évaluation de leur bon usage, de contribuer à leur évaluation et de concourir à la pharmacovigilance (...) et à toute action de sécurisation du circuit du médicament (...).* »

D'ailleurs en 2005, prenant conscience de la gravité de ce véritable problème silencieux de santé publique, les pouvoirs publics avaient, à

---

[17] Article 4235-61 du code de la santé publique.

nouveau, exigé la mise en place d'actions qui doivent porter « *a minima sur (...)* [la] *dispensation à délivrance nominative* »[18].

Alors, comment un médecin ou un infirmer pourrait-il, et de façon solitaire, soulager ou empoisonner un patient eu égard au pouvoir de contrôle du pharmacien ?

Le médecin et l'infirmier ne peuvent donc administrer un médicament sans le feu vert du pharmacien. Seule l'urgence constitue une exception au principe. Et pour satisfaire les besoins dans ces cas d'urgence, le pharmacien hospitalier est autorisé à mettre dans les services de soins certains médicaments dont la liste est établie, de façon collégiale, avec les médecins notamment. Cette liste porte le nom clair de « *dotation pour besoins urgents* ». Le médecin et l'infirmier ne sont censés se servir du contenu de cette armoire de dotation qu'en cas de besoins urgents. Et, même dans ce cas, le médecin est tenu d'adresser, *a posteriori*, son ordonnance au pharmacien. Ce dernier s'assure que le bon médicament, à la bonne dose, est arrivé au bon patient par la bonne voie et au bon moment. Une entorse, même constatée *a posteriori*, déclenche immédiatement un entretien avec le prescripteur. Le but étant d'identifier les causes

---

[18] Article 4 du décret n°2005-1023 du 24 août 2005 relatif au contrat de bon usage des médicaments et des produits et prestations mentionné à l'article L.162-22-7 du code de la sécurité sociale.

d'un tel écart afin de mettre en place les mesures nécessaires. Sans cette transmission différée de l'ordonnance, le pharmacien ne pourra renouveler le stock de ladite armoire délocalisée. La roue se bloque. Un tel mécanisme est susceptible de former un sérieux obstacle à des pratiques inappropriées. Il peut constituer un frein modérateur et correcteur d'un comportement individuel, voire collectif, déviant. Il peut être l'initiateur d'une alerte institutionnelle.

De façon regrettable, le rôle premier de la pharmacie à usage intérieur (PUI) est souvent confié aux infirmiers. Parallèlement, certains se plaignent d'un manque d'infirmiers. Ce glissement de tâches devient la règle. L'exception supplante le principe. Cette *« dotation pour besoins urgents »* devient le système général et privilégié de délivrance des médicaments par la pharmacie hospitalière. La *« dispensation à délivrance nominative »* se mue en distribution globale. Le risque de 2 à 7% atteint alors les valeurs de 25 à 45%. La pharmacie se transforme en un distributeur de médicaments accessible à volonté. Le pharmacien n'a même plus accès à l'ordonnance médicale qui répertorie l'intégralité du traitement prescrit chez un patient. La liste de ce traitement n'est plus disponible que dans le dossier du patient localisé dans le service de soins. Le pharmacien clinicien est évincé. Ce feu rouge sanitaire est ignoré ou il veut être ignoré. Le « jeu » se déroule directement entre le prescripteur et l'infirmier. La pharmacie se limite à fournir les médicaments, des substances vénéneuses, à partir d'un document répertoriant une banale « liste de courses » établie par les services de soins. Cette liste est souvent rédigée par une main invisible non identifiable. Une liste qui se contente de retranscrire, de recopier et de synthétiser les différentes prescriptions existantes, ou non, dans les dossiers des différents patients concernés. Le risque d'erreurs pointe ainsi à l'horizon. Pis encore, le patient hospitalisé se voit parfois signifier, et à tort, d'aller se faire dispenser son traitement par sa pharmacie d'officine en ville ; une tâche souvent confiée à sa famille. Dans de telles conditions, comment effectuer la nécessaire traçabilité des différentes étapes qui s'achèvent par l'administration du médicament au patient ; sans compter le surcoût généré pour la sécurité sociale ? Et que penser lorsqu'un tel dispositif est consacré par des soi-disant *« protocoles »* approuvés par une direction médico-administrative d'un établissement de santé ? Un tel détournement des règles légales est déplorable. L'ordonnance médicale ne saurait être réduite à un simple outil de facturation.

Pour faire des économies dans le domaine du médicament, certains faisaient publiquement la promotion de la vente à l'unité en arguant du fait que ce modèle se faisait à l'hôpital. Une telle idée signe la méconnaissance d'un épineux obstacle rencontré par les pharmacies des établissements de santé : certains médicaments ne sont pas présentés en « *conditionnement unitaire* », ce qui perturbe la dispensation pharmaceutique des médicaments au sein de ces établissements. Ce conditionnement unitaire permet l'identification complète du produit à tout instant et jusqu'à son administration au patient. Or, en 2017, un constat de carence peut être fait : pour certains produits, l'identité du comprimé, par exemple, est perdue dès l'instant où ce comprimé est détaché, avec son blister, de la plaquette. La cause est la suivante : le nom du médicament, son dosage… sont inscrits sur la plaquette qui renferme plusieurs unités alors que ce marquage devrait s'effectuer sur chaque blister individuel détachable de la plaquette. Cette question est soulevée de longue date. Mais, les réclamations sont restées sans suite. Ce conditionnement unitaire peut donc être érigé en un critère de choix discriminant les laboratoires pharmaceutiques dans le cadre des procédures relatives aux marchés publics. À rapport bénéfice/risque similaire, le médicament qui est présenté en conditionnement unitaire emporte le lot même s'il est plus cher.

Devant la difficulté d'obtenir ce conditionnement unitaire, certaines pharmacies se sont même substituées aux laboratoires pharmaceutiques. Elles ont pris l'initiative de reconditionner ce qui est déjà mal conditionné par les fournisseurs. Mais, cette solution s'avère pire que le problème.

Par ailleurs, certaines formes pharmaceutiques sont inadaptées chez les enfants et les personnes âgées. Des pratiques dangereuses, voire potentiellement mortelles, s'instaurent alors en routine.

Ce rôle du pharmacien n'empiète nullement sur celui du prescripteur. « *Dans les limites fixées par la loi et compte tenu des données acquises de la science, le médecin est libre de ses prescriptions qui seront celles qu'il estime les plus appropriées en la circonstance. Il doit, sans négliger son devoir d'assistance morale, limiter ses prescriptions et ses actes à ce qui est nécessaire à la qualité, à la sécurité et à l'efficacité des soins. Il doit tenir compte des avantages, des inconvénients et des conséquences des différentes investigations et thérapeutiques possibles.* »[19]

Ce sont donc les données acquises de la

---

[19] Article R.4127-8 du code de la santé publique.

science qui constituent le fondement d'une prescription médicamenteuse. Ces données s'acquièrent plus rapidement que les mises à jour de certains documents validés par l'ANSM (agence nationale de sécurité du médicament). Je pense en particulier au RCP (résumé des caractéristiques du produit) disponible dans le VIDAL®.

Le VIDAL® est un dictionnaire non exhaustif des médicaments. Il est pourtant, en pratique, l'outil de base auquel a accès un médecin. Malheureusement, comme tout document, son contenu n'est pas à l'abri de distorsions. Le fait qu'il soit validé par l'ANSM n'exonère point le professionnel de santé d'une lecture vigilante et critique. En 2003, 55% des anomalies détectées exposaient les patients à un risque d'erreurs médicamenteuses, dont certaines potentiellement graves. Au 15 février 2003, seulement 22% des anomalies signalées avaient été corrigées par l'AFSSAPS[20] ; 14% n'avaient fait l'objet d'aucune modification malgré l'édition d'une nouvelle version du RCP, et 64% des RCP erronés n'avaient pas encore été mis à jour[21].

D'ailleurs en 2008, un cas choletais provoque une modification de l'information figurant dans le VIDAL®. J'en suis le témoin

---

[20] AFSSAPS : agence française de sécurité sanitaire des produits de santé ; actuellement ANSM.
[21] Résumés des caractéristiques des médicaments : gare aux incohérences ! Rev Presc 2004 ; 24 (246) : 65.

direct. À la suite d'un signalement, par un médecin, d'un cas de pneumopathie interstitielle sous Flécaïnide, un médicament de cardiologie, nous constatons qu'aucun effet indésirable pulmonaire n'est mentionné dans la rubrique *« Effets indésirables »* au niveau du VIDAL® de 2008. Cette faille dans l'information concerne toutes les spécialités commercialisées en France à base de Flécaïnide. Pourtant, des cas de pneumopathies interstitielles associés au Flécaïnide étaient enregistrés dans la base nationale de pharmacovigilance (BNPV) et dans la littérature. La première autorisation de mise sur le marché (AMM) de ce médicament date de 1983. En cette année 2008, la BNPV répertorie 24 cas de pneumopathies dont 4 cas de fibroses pulmonaires suggérant la responsabilité du Flécaïnide. Ces notifications concernent 12 hommes et 12 femmes. L'âge moyen des patients est de 71 ans chez les hommes (extrêmes [52 ; 84]) et de 73 ans chez les femmes (extrêmes [46 ; 83]). Dix-neuf cas (79%) ont entraîné une hospitalisation ou prolongation d'hospitalisation. Un cas était à l'origine d'une incapacité (invalidité). Le délai de survenu n'est pas précisé dans 16 cas. Les autres cas indiquent un délai de survenu variant de 4 semaines à 24 mois. Lorsqu'ils sont précisés, les délais de normalisation de l'atteinte pulmonaire varient de 3 semaines à 1 an. Une difficulté de faire le lien entre cet effet indésirable et le traitement par Flécaïnide explique le retard de l'arrêt du médicament et le délai de guérison plus long. En effet, trois cas mettent en évidence la chronologie suivante :

1. Une normalisation sous corticoïdes et sans arrêt du Flécaïnide ;
2. Une récidive à l'arrêt des corticoïdes (ce traitement ne faisait que masquer les symptômes de la pneumopathie) ;
3. Une amélioration à l'arrêt du Flécaïnide.

Un cas est suspecté comme ayant pu entraîner le décès du patient. Dans 6 cas, le Flécaïnide figure comme étant le seul médicament imputé. Dans 4 cas, un autre médicament (l'amiodarone) était associé au Flécaïnide. En 2008, en plus de ces données extraites de la base nationale de pharmacovigilance (BNPV), l'analyse de la littérature montre que le risque de pneumopathie interstitielle lié au Flécaïnide est cité dans plusieurs ouvrages et bases de référence. Ce risque a également fait l'objet de quelques publications. Deux cas ont été publiés dès 1991. Le premier concerne un patient traité par Flécaïnide et par Amiodarone. L'évolution était favorable après arrêt du Flécaïnide malgré la poursuite de l'amiodarone. Le second cas montre un patient traité par Flécaïnide pendant un an lorsqu'il développe un syndrome de détresse respiratoire aigu fatal. Le pronostic global de ces pneumopathies dépend en grande partie de la précocité du diagnostic. Une méconnaissance de cet effet indésirable peut donc conduire à une fibrose pulmonaire mettant en jeu le pronostic fonctionnel voire vital.

En cette année 2008, le centre régional de pharmacovigilance (CRPV) confirme cette carence au niveau du VIDAL® et m'invite à venir présenter le dossier lors d'un comité technique national de pharmacovigilance au sein de l'AFSSAPS[22]. La proposition de compléter la rubrique *« Effets indésirables »* est acceptée. Trois ans plus tard, une phrase fait son apparition dans le VIDAL® et dans la notice du patient :

« De très rares cas de pneumopathies interstitielles et de fibroses pulmonaires ont été rapportés. »

C'est un cas concret, vécu, qui met en évidence l'intérêt clinique des signalements de pharmacovigilance.

Le VIDAL® ne se confond donc pas, en tout temps, avec lesdites données acquises de la science. Celles-ci imposent à chaque professionnel de santé une formation continue dans le domaine du médicament. Cette

---

[22] AFSSAPS : agence française de sécurité sanitaire des produits de santé ; actuellement ANSM (agence nationale de sécurité du médicament).

formation est une obligation et non une option.

« *Dès lors qu'il a accepté de répondre à une demande, le médecin s'engage à assurer personnellement au patient des soins consciencieux, dévoués et fondés sur les données acquises de la science, en faisant appel, s'il y a lieu, à l'aide de tiers compétents.* »[23] Parmi ces tiers compétents, il y a justement le pharmacien qui a consacré de nombreuses années à l'étude du médicament dans ses différentes facettes.

Le médecin doit aussi et notamment « *formuler ses prescriptions avec toute la clarté indispensable, veiller à leur compréhension par le patient et son entourage et s'efforce d'en obtenir la bonne exécution.* »[24] Cette clarté conditionne la qualité et la fluidité des étapes suivantes du processus transversal du circuit du médicament. Le médecin est bien prescripteur d'une organisation et pas seulement de médicaments. Par la clarté de sa prescription, qu'il saisit personnellement sur un support conforme destiné à être transmis d'abord au pharmacien, il permet aussi de générer un gain de temps non négligeable.

Supposons qu'une difficulté de déchiffrage de prescription se constate 1 fois par jour et par

---

[23] Article R.4127-32 du code de la santé publique.
[24] Article R.4127-34 du code de la santé publique.

unité de soins de 20 lits. Dans un hôpital de 1000 lits, cette difficulté se produit donc 50 fois par jour. Si l'on considère que trente (30) minutes sont en moyenne nécessaires pour qu'un problème d'interprétation soit résolu par les acteurs concernés (prescripteurs, pharmaciens, infirmiers), il faudra alors 1500 minutes par jour pour solutionner l'ensemble des 50 difficultés observées au sein de cet hôpital : soit 25 heures par jour ; autrement dit : 3,57 Équivalent Temps Plein (ETP) par jour.

« Je suis vraiment très effrayé en lisant cet article ! J'ai un garçon de 12 ans qui souffre d'allergie et le médecin lui prescrit souvent de l'atarax. Est-ce que je devrais changer de médecin selon vous ? »

Voilà un exemple des questions reçues suite à la parution de mon article du 10 septembre 2015. Ce dernier s'intitule *« Amiodarone (CORDARONE®) et Hydroxyzine (ATARAX®) : une association contre-indiquée, mais pas encore mentionnée dans le VIDAL® »*. En préambule, il est rappelé qu'il ne faut jamais arrêter un traitement sans l'accord du médecin, notamment.

Dans le résumé des caractéristiques du produit (RCP) du VIDAL® de 2015, l'amiodarone (CORDARONE®) est clairement présentée comme étant « *contre-indiquée* » avec les « *médicaments susceptibles de donner des torsades de pointe* ». Ces torsades de pointe sont des troubles cardiaques.

Or, la liste de ces « *médicaments susceptibles de donner des torsades de pointe* », fournie dans le RCP de la CORDARONE®, ne semble pas exhaustive. Cette liste ne mentionne pas, par exemple, un autre médicament : l'hydroxyzine (ATARAX® ou autre).

Pourtant, l'hydroxyzine expose également à des troubles du rythme ventriculaires graves et notamment audites « *torsades de pointe* ». Il suffit de consulter le RCP de ce médicament, dans ce même VIDAL®, au niveau de la rubrique « *effets indésirables* », pour lire :

« *Effets cardiovasculaires : (…) intervalle QT prolongé à l'électrocardiogramme, torsades de pointe.* »

Il nous semble donc important que cette interaction médicamenteuse, cette contre-indication, soit intégrée à la pratique clinique avant une éventuelle mise à jour des informations figurant dans le RCP de l'amiodarone (CORDARONE®), notamment.

Il y a lieu de s'interroger également sur la présence ou non de cette information au niveau des RCP des autres « *médicaments susceptibles de donner des torsades de pointe* ».

En règle générale, les associations des

médicaments torsadogènes sont contre-indiquées. Car, elles augmentent le risque de ces troubles cardiaques.

En 2017, cette interaction (incompatibilité) entre ces deux médicaments n'est toujours pas clairement indiquée dans le VIDAL®. Mais, force est de constater que l'ANSM (agence nationale de sécurité du médicament) confirme cette contre-indication. En effet, celle-ci figure clairement dans le thesaurus des interactions médicamenteuses de l'ANSM en date de septembre 2016. À la page 204/234 notamment, on peut lire dans ce document :

« SUBSTANCES SUSCEPTIBLES DE DONNER DES TORSADES DE POINTES

Ce trouble du rythme cardiaque grave peut être provoqué par un certain nombre de médicaments (…)

L'utilisation d'un médicament torsadogène avec un autre médicament torsadogène est contre-indiquée en règle générale.

Toutefois certains d'entre eux, en raison de leur caractère incontournable, font exception à la règle, en étant seulement déconseillés avec les autres torsadogènes. Il s'agit de (…)

Cependant, le citalopram, l'escitalopram, la dompéridone, l'hydroxyzine (…) ne suivent pas cet assouplissement, et sont contre-indiqués avec tous les torsadogènes.

(amiodarone, (…)). »

Récemment, et alors que les projecteurs sont braqués sur « *l'affaire DÉPAKINE®* », l'agence nationale de sécurité du médicament (ANSM) demande aux services de la caisse nationale d'assurance maladie des travailleurs salariés (CNAMTS) de procéder à une analyse de leurs données de remboursement relatives à la prescription de valproate (DÉPAKINE® et ses génériques, MICROPAKINE®, DÉPAKOTE®, DÉPAMIDE®). Cette analyse conduit le directeur général de l'ANSM et le médecin conseil national de l'assurance maladie à rédiger un courrier commun à destination d'une direction d'un établissement de santé. Dans cette alerte datée de février 2017, ils relèvent :

« *Cette analyse, portant sur l'année 2016, fait apparaître que des médecins exerçant dans votre établissement ont prescrit du valproate (...) à 73 femmes en âge de procréer (15-49 ans). Vous le savez, en cas d'utilisation au cours de la grossesse, le valproate entraîne un risque élevé de malformations congénitales (d'environ 10% des cas) et de troubles neurodéveloppementaux (jusqu'à 30% ou 40% des enfants ayant été exposés in utero). Depuis mai 2015, l'ANSM a renforcé les conditions de prescription et de délivrance de ces produits afin d'en restreindre l'usage chez ces patientes à risque. Il est ainsi demandé aux médecins de ne pas prescrire ces spécialités chez les filles, adolescentes, femmes en âge de procréer et chez les femmes enceintes, sauf en cas d'inefficacité ou d'intolérance aux alternatives médicamenteuses (...). »*

Le risque tératogène, qui produit des malformations congénitales, de l'acide valproïque (DÉPAKINE®) est connu de longue date.

Une expérience vécue, dès 2003, montre comment un médecin a su protéger sa patiente et son enfant à naître. Ce cas met en évidence le bon réflexe que tout professionnel de santé devrait intégrer à sa pratique courante.

À l'hôpital où j'exerce actuellement, la mise en place de la pharmacovigilance est initiée en septembre 2002, date de mon arrivée dans cet établissement. Quelques mois après, l'agence nationale d'accréditation et d'évaluation en santé (ANAES)[25] certifie le centre hospitalier sans aucune réserve dans ce domaine de la pharmacovigilance. Un des aspects importants de cette discipline concerne justement les *« questions Grossesse »*. La pharmacovigilance aide les prescripteurs à prendre leurs décisions de façon éclairée lorsque des patientes, en âge de procréer ou enceintes, sont confrontées à des prescriptions de médicaments. Fin 2003, ce médecin, sensibilisé à la pharmacovigilance, nous interroge :

« Une de mes jeunes patientes est sous

---

[25] ANAES, actuellement HAS (haute autorité de santé).

DÉPAMIDE (valpromide) 300mg : 1 comprimé le matin et 1 comprimé le soir ; pour trouble bipolaire atténué. Son couple envisage une grossesse... Que prévoir ?? ».

Précisons que lorsque ce médicament (valpromide) est absorbé par une patiente, une fois dans le corps humain, il se transforme notamment en acide valproïque (DÉPAKINE®).

À cette question posée par le médecin, la pharmacovigilance a proposé la réponse suivante :

« (...) Le valpromide est métabolisé en acide valproïque et en valproate qui est un produit tératogène chez l'animal et chez l'homme. Dans l'espèce humaine, les malformations observées sont des défauts de fermeture du tube neural (avec une fréquence de 1 à 2%), des dysmorphies faciales, des anomalies du cœur, des membres et des hypospadias chez les nouveau-nés de sexe masculin. En pratique, une réévaluation du rapport bénéfice/risque du traitement devra être faite par le médecin avant le début de la grossesse. Si le traitement est poursuivi, une supplémentation en acide folique (5mg/jour) peut être conseillée afin de diminuer le risque de défauts de fermeture du tube neural. Celle-ci doit débuter avant la grossesse (idéalement à l'arrêt du contraceptif) et se poursuivre durant le premier trimestre. Une surveillance anténatale ciblée sur la face, les membres, le cœur devra être faite par échographie. Une recherche de défaut de fermeture du tube neural par échographie et amniocentèse (dosage d'alphafoetoprotéine et recherche d'acétylcholinestérase dans le liquide amniotique) est également à prévoir. De plus, il conviendra d'informer les pédiatres qui prendront en charge l'enfant (...) »

Des informations sont disponibles dès 1990. En effet, dans le VIDAL® version 1990, il est précisé notamment :

« (...) quelques cas de polymalformations et de dysmorphie faciale ont été rapportés. La réalité et la fréquence de ces effets ne sont pas clairement établies à l'heure actuelle. Cependant, sur la base d'une étude isolée, le valproate de sodium semble induire préférentiellement des anomalies de fermeture du tube neural : myéloméningocèle, spina bifida (...) malformations dont le diagnostic anténatal est possible. La fréquence de cet effet est de l'ordre de 1 pour cent (...) »

Le 24 mai 2015, soit deux jours avant le point d'information de l'ANSM[26] concernant le renforcement des conditions de prescription et de délivrance des médicaments à base de valproate et dérivés du fait des risques liés à leur utilisation pendant la grossesse, j'ai publié un article intitulé : *« Grossesse et malformations*

---

[26] ANSM : agence nationale de sécurité du médicament.

congénitales présumées d'origine médicamenteuse : quelques notions à titre préventif ». Cet article a été diffusé à l'ensemble de professionnels de santé de l'hôpital où j'exerce.

Mes lectures me permettent d'ajouter des indices supplémentaires. À compter des années 2000, des observations de retards de développement et de troubles du spectre de l'autisme touchant certains enfants exposés *in utero* motivent des études prospectives, notamment britanniques, américaines, australiennes et scandinaves, dont les résultats confirmeront une augmentation du risque de troubles de développement cognitifs et comportementaux attribuable au valproate à partir de 2009. Jusqu'à cette année 2009, les données accessibles étaient de modeste niveau de preuves mais convergentes. Elles montrent qu'une exposition *in utero* à l'acide valproïque altère le développement cognitif. Les résultats de plusieurs études de cohorte mettent en évidence des effets ultérieurs indésirables décelables à l'âge scolaire, sur le quotient intellectuel, sur le langage et sur le comportement. En 2009, les recommandations du VIDAL® relatives aux produits à base d'acide valproïque déconseillent l'utilisation de ce médicament tout au long de la grossesse et chez les femmes en âge de procréer sans contraception efficace. D'autres études sur les conséquences à long terme étaient nécessaires afin de clarifier la situation. En 2013, une réévaluation du rapport bénéfice/risque de l'acide valproïque et de ses dérivés est initiée par le comité européen de pharmacovigilance (PRAC), notamment au regard de nouvelles données chez les enfants exposés *in utero*[27].

Ce qui étonne actuellement c'est le fait que certaines patientes n'auraient même pas été informées de ce risque tératogène dont les premiers signaux sont lisibles dans une publication de 1983.[28]

Par ailleurs, un rapport établi, en février 2016, par l'inspection générale des affaires sociales (IGAS) est disponible.

Le 4 octobre 2013 à 00h17, Madame K.P. m'écrit :

« *Dommage que vous n'ayez pas été écouté plutôt car mon père serait encore en vie aujourd'hui. Il est décédé le 8 février 2013 après que son médecin généraliste l'ai mis sous paradoxal* [PRADAXA®, dabigatran étexilate] *en octobre 2012 alors qu'avant il était sous*

---

[27] EMA – PRAC «Public assessment report for substances related to valproate» 9 octobre 2014 ; et «Annexes II – Conclusions scientifiques» mise en ligne sur le site de l'EMA début 2015.
[28] «Dépakine® et grossesse». Rev. Presc. Février 1983 ; Tome 3, n°22 ; page 26.

préavisan [PRÉVISCAN®, fluindione] *et était équilibré. Il est mort en l'espace de 4h d'une hémorragie interne. L'urgentiste n'a rien pu faire. Quand ce médicament sera-t-il retiré du marché, combien de mort faudra-t-il encore ? Je suis décidée à me battre jusqu'au bout pour que le décès de mon père serve au moins à sauver d'autre vie. »*

Ce cas est emblématique.

Mon attention est d'abord attirée par une publication qui alertait sur le risque d'événements coronariens[29]. Mes recherches ultérieures me conduisent à consulter notamment les recommandations de la commission de la transparence de la haute autorité de santé (HAS), de l'agence nationale de sécurité du médicament (ANSM) et de la revue « Prescrire » (une revue professionnelle indépendante). Mes conclusions m'amènent à diffuser, en novembre 2012, une première alerte en proposant *« qu'il serait opportun et prudent d'envisager de présenter ces nouveaux anticoagulants de façon complète et indépendante, y compris auprès des prescripteurs extérieurs au centre hospitalier »*. En effet, l'hôpital public prend souvent en charge les conséquences générées par des prescriptions

---

[29] Uchino K, Hernandez AV, Dabigatran association with higher risk of acute coronary events : meta-analysis of noninferiority randomized controlled trials. Arch Intern Med. 2012 Mar 12 ; 172 (5) : 397-402.

venant de l'extérieur. Ce temps d'échange aurait permis de discuter avec les prescripteurs, notamment, de l'ensemble des données disponibles. Il aurait contribué à diminuer le bruit commercial généré par la mise sur le marché de ces nouveaux médicaments. La formation proposée n'a jamais eu lieu malgré mes relances. Par contre, certains collègues médecins commencent à me signaler quelques cas mettant en évidence un fait : ces nouveaux médicaments anticoagulants semblent être de plus en plus prescrits en première intention. Parfois, ils ont même remplacé l'ancien traitement alors que le patient paraissait équilibré sous ce dernier. Ce qui contrevient aux recommandations *ad hoc* !

Pourtant, ces nouveaux médicaments n'apportent pas d'amélioration du service médical rendu par rapport aux anciens anticoagulants (anti-vitamine K, (AVK)). Ils ne disposent pas, contrairement aux AVK, d'antidote, ce qui peut générer des problèmes non négligeables en cas d'hémorragie ou lorsqu'on veut opérer un patient en urgence. Il n'existe pas, non plus, de test de surveillance en routine pour suivre leurs effets.

Mes alertes sont restées vaines alors que je suis responsable de la pharmacovigilance et de la coordination des vigilances sanitaires. La surdité et l'aveuglement ambiants me contraignent à publier un article dès le 19 janvier 2013 sur mon premier blog intitulé « *analyse citoyenne indépendante* »[30]. Cet article porte le titre suivant : « *Utilisation des « nouveaux » médicaments anticoagulants : alerte sanitaire à Madame, Monsieur le député.* » J'y dénonce notamment « *la prescription systématique de ces nouveaux produits en première intention malgré les avis contraires et recommandations rendus par les autorités sanitaires* ». J'y précise également un autre effet de cette situation : « *ces conséquences pourraient nuire à la réputation même de ces nouveaux médicaments* », et ce « *alors même que, parmi ces derniers, certains constitueraient, peut-être, une alternative, en particulier pour les patients chez qui l'équilibre* [du traitement sous les anciens anticoagulants] *semble difficile à obtenir* ».

Mon alerte est reprise par le journal *Le Point*[31] (le 11 avril 2013), *Le Monde science et médecine*[32] (10 juillet 2013), *Le Nouvel Observateur*[33] (2 octobre 2013). Ce dernier indique que le 20 septembre 2013, l'agence

---

[30] http://analysecitoyenneindependante.blogspot.fr
[31] Vincent J, Le médicament dangereux du mois : un anticoagulant sans antidote.
[32] Rosier F, Les trop belles promesses des nouveaux anticoagulants. Médicament. Les mirages des nouveaux anticoagulants
[33] Leportois D, Alerte sur le Pradaxa : pharmacien, j'avais mis en garde contre ces anticoagulants.

nationale de sécurité du médicament (ANSM) « *a mis sous surveillance renforcée trois anticoagulants de nouvelle génération* ». Puis, je découvre que mon alerte est reprise dans un premier livre paru en 2015[34] ; puis dans un second ouvrage publié en 2016[35].

En mars 2014, j'apprends le classement sans suite, par le ministère public, des plaintes des familles. Je ne suis pas totalement surpris. Le 27 mars 2014, j'écris alors une lettre à l'avocat de ces victimes :

« *Maître (...),*

Avocat des victimes d'accidents médicamenteux,

Si l'on croit les articles de presse d'hier, le ministère public aurait classé sans suite les plaintes des familles (vos clients) dans le dossier concernant le PRADAXA® (dabigatran étexilate), médicament anticoagulant.

Je me permets donc de vous écrire ces quelques lignes (lettre ouverte) pour vous proposer, sans aucun conflit d'intérêts, quelques réflexions non exhaustives. À tort ou à raison.

De façon générale, en pharmacovigilance, il est souvent difficile d'établir, avec certitude, le lien de cause à effet entre le médicament suspect et l'effet indésirable constaté. D'ailleurs,

---

[34] Even P, Corruptions et crédulité en médecine. Cherche midi. Page 397.
[35] Even P, Debré B, Guide des 4000 médicaments utiles, inutiles ou dangereux. Cherche midi. Page 339.

lorsqu'un dossier signalé est instruit, les décisions sont rendues dans les termes suivants notamment : Imputabilité intrinsèque très vraisemblable ; ou vraisemblable ; ou plausible ; ou douteuse ; ou incompatible.

Ne pas pouvoir démontrer, avec certitude, cette causalité ne signifie pas, pour autant, que ce lien n'existerait pas.

Je pense qu'il existe, actuellement, un décalage entre les exigences du droit et la réalité des mécanismes techniques opérant dans le domaine de la santé. Et en particulier dans les questions concernant le médicament.

En se focalisant sur la seule relation entre le « présumé coupable » et « l'accident » constaté, on ignore les causes qui ont favorisé la survenue dudit « accident ».

Dans un crime, accuse-t-on uniquement le « couteau » qui a servi et le fournisseur qui l'a commercialisé ?

(...)

Le médicament pourrait être comparé à une voiture. L'accident peut se produire parce que la voiture est, elle-même, incorrectement réglée et insuffisamment contrôlée avant sa mise en circulation et/ou pendant son utilisation. Mais, l'accident peut également survenir à cause d'un chauffard, d'une mauvaise route, d'une faible visibilité, d'une mauvaise régulation d'un carrefour...

Comme le code de la route, celui du circuit du médicament est une affaire de conduites individuelles et collectives.

(...)

Dans l'intérêt premier du patient (intérêt général), ce code de la santé publique incite le médecin (spécialiste de la clinique) et le pharmacien (spécialiste du médicament) à travailler de façon coordonnée, dynamique, synergique, « main dans la main ». D'autant plus que le volume d'heures consacré à la formation de base des médecins en pharmacologie est du même ordre que celui réservé aux pharmaciens pour leur formation en clinique.

Pour écarter le mésusage du médicament, l'indépendance professionnelle, tout comme celle relative à la formation initiale et continue de ces deux professionnels de la santé, est aussi un des éléments indispensables à assurer.

Et que penser de l'indifférence, voire le mépris, affichée envers les alertes ascendantes émanant de tel ou tel professionnel de santé ? De même, quelle protection pour un lanceur d'alertes ?

Le droit pourrait bousculer cette « pharmaco-somnolence ».

Associer l'approche systémique, organisationnelle, à l'analyse individuelle et à celle de la relation de cause à effet permettrait, enfin, le retour aux règles fondamentales que certains auraient oubliées. (...). »

Bien qu'insuffisamment évalués, certains médicaments obtiennent malgré tout une autorisation de mise sur le marché (AMM). Depuis quelques années, ces produits se voient accompagnés de *« plans de gestion des risques »* (PGR). Il s'agirait d'une sorte d'essais cliniques grandeur nature.

Un exemple récent permet d'illustrer la prématurité de ces autorisations de mise sur le marché (AMM). Il concerne justement l'antidote du PRADAXA® (dabigatran étexilate). Voilà qu'en 2016, après une mise à disposition dans le cadre d'une ATU (autorisation temporaire d'utilisation) de cohorte fin 2015, l'antidote du PRADAXA®, tant attendu, arrive sur le marché. Cet antidote est le PRAXBIND® (idarucizumab). Il est produit par la technologie d'ADN (acide désoxyribonucléique) recombinant dans des cellules ovariennes de hamsters chinois. Il ne concerne pas les autres anticoagulants (apixaban, rivaroxaban). Cet antidote (PRAXBIND®) a bénéficié d'une procédure accélérée pour l'obtention de son AMM. Mais, cette AMM appelle plusieurs interrogations.

En effet, les autorités *ad hoc* semblent apprécier différemment le profil des effets indésirables. Les mêmes informations font ainsi l'objet d'interprétations divergentes.

C'est ainsi que dans son avis rendu le 25 mai 2016, la commission de la transparence de la haute autorité de santé (HAS) indique notamment que *« 29 patients (23,6%) étaient sortis prématurément de l'étude, principalement en raison d'un événement indésirable ayant conduit au décès »* ; que *« les EI* [effets indésirables] *les plus fréquents ont été hypokaliémie (…) délire (…) constipation (…), fièvre (…) et pneumonie (…) »* ; que les effets indésirables *« rapportés étaient graves chez 53 patients »* ; que *« cinq patients ont eu au moins un EI* [effet indésirable] *qui a été considéré par l'investigateur comme imputable au traitement dont (…) 1 cas d'arrêt cardiaque fatal »* ; que *« parmi ces décès, un cas a été considéré par l'investigateur comme possiblement imputable à PRAXBIND® »*.

Mais dans la rubrique *« effets indésirables »* du VIDAL® 2016, il est étonnant de lire : *« Aucun effet indésirable n'a été identifié. »* L'agence nationale de sécurité du médicament (ANSM) semble s'aligner sur la position de l'agence européenne (EMA). Celle-ci n'a retenu aucun lien de causalité avec le PRAXBIND® (idarucizumab) alors même que, et comme le relève la HAS, le *« rapport d'étude clinique mentionne que sept événements indésirables chez 5 patients ont été considérés par l'investigateur comme imputables* à PRAXBIND®, dont 1 décès (arrêt cardiaque le jour de l'injection (...) et 1 cas de thrombus (...) ». Ce n'est que dans une autre rubrique, située quatorze paragraphes plus loin, que ce VIDAL® reprend certains des effets indésirables soulignés par la HAS. Une maigre liste qui, en pratique, aurait peu de chance d'être consultée.

Des céphalées ont également été décrites.

Le VIDAL® indique aussi : « *Contre-indications : aucune* ». Tout en soulignant dans la rubrique « *Mises en garde/Précautions d'emploi* » les risques liés à une « *hypersensibilité* » et à l'« *intolérance héréditaire au fructose* » pouvant entraîner le « *décès* ».

Par ailleurs, un risque de confusion avec un autre médicament est relevé. Les cinq premières lettres de cette dénomination commune internationale (idarucizumab) rappellent celles d'un autre produit : idarubicine (ZAVEDOS®). Il y a donc lieu d'être vigilant d'autant plus que ces deux médicaments se conservent au réfrigérateur (entre 2°C et 8°C) et peuvent donc être rangés l'un à côté de l'autre. Ce risque peut être majoré par l'utilisation de certains logiciels de prescription informatisée qui conduiraient le prescripteur à sélectionner le mauvais médicament dans un menu déroulant.

À température ambiante, le produit n'a qu'une courte stabilité physicochimique. Il présente un risque sérieux de contamination microbienne. Les mentions légales précisent : « *En cas d'utilisation non immédiate, les durées et conditions de conservation avant utilisation relèvent de la seule responsabilité de l'utilisateur* ».

Ce médicament contient aussi un « *excipient à effet notoire* » : le sorbitol. Il est potentiellement mortel. Dans le corps humain, ce sorbitol se transforme en fructose. À la posologie retenue par l'autorisation de mise sur le marché (AMM), la dose de sorbitol injectée peut provoquer des réactions graves voire mortelles chez environ 10% des patients souffrant d'une intolérance héréditaire au fructose.

Un des documents faisant la publicité du PRAXBIND® indique : « *Découvrez le mécanisme d'action de la nouvelle spécialité Praxbind®, l'agent de réversion spécifique de Pradaxa®* ». Cette mise en avant du mécanisme d'action semble avoir été faite au détriment des résultats cliniques. Or, aussi séduisant soit-il, le mécanisme d'action d'un médicament ne saurait constituer une preuve d'un effet clinique significatif. Un exemple permet d'illustrer cette affirmation. Chez un patient diabétique, par exemple, à quoi sert un médicament qui ne fait que baisser la glycémie (taux de sucre dans le sang) si ce médicament est incapable de prévenir les complications liées au diabète (la morbidité) et s'il ne peut réduire la mortalité ? Cette glycémie n'est qu'un critère intermédiaire.

Une des astuces publicitaires classiques, visant à présenter favorablement un nouveau médicament, consiste d'abord à imaginer un mécanisme d'action physiopathologique plausible pour expliquer comment agit ce produit. Ce dernier est ensuite testé uniquement sur un critère intermédiaire sans apporter la preuve d'une efficacité basée sur des critères cliniques de morbi-mortalité. D'ailleurs, concernant les principaux critères d'évaluation du PRAXBIND®, la HAS (haute autorité de santé) relève que « *le critère principal de jugement utilisé, fondé sur un test de la coagulation, n'est pas un critère de substitution validé. Le choix d'un critère principal clinique eût été plus pertinent* ».

L'AMM (autorisation de mise sur le marché) du PRAXBIND® a été délivrée avant la fin de l'essai clinique de phase III qui était en cours. Ce médicament est donc commercialisé sur le fondement de quelques données issues principalement d'une analyse intermédiaire de cet essai clinique non comparatif et inachevé. Dans certaines situations, le schéma posologique laisse même des questions en suspens. Cette étude de phase III prévoit le recrutement de 500 patients au final. Ce nombre paraît faible.

Schématiquement, il faudrait en général le double (1000 sujets exposés) pour voir apparaître 1 effet indésirable dont l'incidence est de 1/100 ; il faudrait 5000 sujets pour pouvoir observer 1 effet indésirable dont l'incidence est de 1/500 ; ou encore 10 000 sujets pour espérer détecter 1 effet indésirable dont l'incidence est de 1/1000 ; etc. Que penser donc de ladite analyse intermédiaire qui n'a été menée que chez 123 patients ?

Finalement, le rapport bénéfice/risque de cet antidote (PRAXBIND®) est insuffisamment évalué. Son efficacité clinique n'est pas totalement établie. Son profil d'effets indésirables est mal connu. Sa commercialisation prématurée ne devrait pas encourager les professionnels de santé à banaliser l'utilisation du PRADAXA® et à faire systématiquement de ce dernier un anticoagulant de référence. La HAS considère d'ailleurs que cet antidote du PRADAXA® *« n'apporte pas d'amélioration du service médical rendu (ASMR niveau V) dans la stratégie thérapeutique actuelle qui comprend les traitements symptomatiques, chez les patients adultes traités par PRADAXA® (dabigatran étexilate) quand une réversion rapide de ses effets anticoagulants est requise pour une urgence chirurgicale ou des procédures urgentes ou en cas de saignements menaçant le pronostic vital ou incontrôlés ».* Il semblerait enfin, selon la HAS, qu'aucune autre étude clinique nouvelle n'est prévue.

Mais, peut-être que ladite étude serait déjà en train de se réaliser dans la vraie vie et de façon sauvage : un essai clinique grandeur nature, à large échelle, qui ne manquerait pas de nous livrer quelques informations dans le cadre de la pharmacovigilance. Cette dernière étant justement la phase IV d'évaluation d'un médicament. Tout patient recevant un tel antidote deviendrait, de fait et malgré lui, un Homme-cobaye. Mais, en pareilles circonstances, un « *plan de gestion des risques* » serait la solution selon certains.

Dans un crime, accuse-t-on uniquement le couteau qui a servi et le fournisseur qui a commercialisé cet outil ? J'éprouve donc quelques malaises face à des raisonnements du type « *on nous a trompés* ». Qui peut tromper un médecin et un pharmacien bien formés et informés ? En notre qualité de médecins et pharmaciens, adopter ce style de fait justificatif reviendrait même à prouver, par l'absurde, notre propre inaptitude à analyser et à interpréter telle ou telle donnée. En effet, cela reviendrait à admettre notre propre incompétence. Je ne pense donc pas me tromper beaucoup en disant qu'en général, c'est bien le médecin et le pharmacien qui, finalement, permettent d'établir la rencontre physique entre le patient et le médicament. Certes, les laboratoires pharmaceutiques nous mettent à disposition des médicaments. Certes, les autorités sanitaires autorisent la commercialisation de ces produits. Mais, si le médicament n'est ni prescrit, ni dispensé, il ne servira plus à rien. Il sera inoffensif. En clair, sans le consentement de ces deux professionnels de santé, un médicament, quel qu'il soit, ne pourrait nous nuire. Les avis pharmaceutiques peuvent sauver des vies, protéger le patient tout en évitant des déconvenues au prescripteur et à la collectivité. Il est possible de contribuer à limiter voire à supprimer ces « *scandales* » sanitaires à répétition. Il est temps que le pharmacien hospitalier, dans une relation étroite et décloisonnée entre l'hôpital et la ville, joue son rôle de « *visiteur médical* ».

La mission d'une pharmacie à usage intérieur (PUI) d'un établissement de santé, et notamment sa fonction d'approvisionnement, appelle de fait des relations avec les laboratoires pharmaceutiques dont la nature peut être qualifiée de « *client-fournisseur* ». Un hôpital ne peut bien évidemment pas acheter tout ce qui est disponible sur le marché, d'autant plus que certains médicaments traitent la même pathologie et appartiennent à la même classe thérapeutique. Il doit donc faire un tri. Seuls les médicaments présentant un rapport bénéfice/risque réellement éprouvé doivent pouvoir, théoriquement, rentrer à l'hôpital. Ils sont référencés dans un *« livret du médicament »*. Ce dernier répertorie les médicaments dont l'utilisation est recommandée au sein de l'établissement. Ce livret est une cible des laboratoires pharmaceutiques. Y être référencé est évidemment un objectif pour eux. Mais, l'élaboration de ce livret ne relève pas du seul pharmacien hospitalier. La réglementation a confié cette tâche à une commission multidisciplinaire qui regroupe aussi des médecins de diverses spécialités et la direction de l'hôpital. Un décret d'août 2010 relatif à la politique du médicament dans les établissements de santé[36] est venu transférer ce rôle de la *« commission du médicament »* à la *« commission médicale d'établissement »* (CME)[37]. Cette commission, chargée d'effectuer ce tri entre les médicaments, est censée jouer le rôle d'un filtre. Mais, elle n'est pas à l'abri des liens et des conflits d'intérêts.

---

[36] Décret n°2010-1029 du 30 août 2010 en application de la loi HPST (hôpital, patients, santé, territoires) du 21 juillet 2009 dite loi Bachelot.
[37] La commission médicale d'établissement (CME) est composée notamment de praticiens élus.

L'hôpital est aussi obligé de respecter le code des marchés publics. Il doit mettre en concurrence les fournisseurs dans un cadre réglementé. Et ce livret du médicament constitue l'un des éléments techniques importants qui conditionne l'attribution des lots à tel ou tel laboratoire. L'astuce est dans les visites que les laboratoires pharmaceutiques effectuent auprès des médecins. Certains représentants accèdent librement à la rencontre de tel ou tel médecin ou pharmacien hospitalier. Souvent, ces entretiens sont individuels, ce qui prête à caution. Une réception par l'ensemble des praticiens concernés, en même temps, dans un cadre organisé et encadré, me paraîtrait plus cohérente et plus efficiente. D'une part, elle réduirait le temps consacré par chaque praticien à ces réceptions, et d'autre part, elle minimiserait le risque inhérent aux conflits d'intérêts. Le pharmacien est l'un des principaux acteurs du circuit du médicament à l'hôpital. Il devrait participer à la maîtrise de la qualité des informations diffusées sur tel ou tel médicament au sein de l'hôpital ; auprès des prescripteurs notamment.

Pour rester à l'hôpital, dans ce livret du médicament, des laboratoires pharmaceutiques vont jusqu'à brader certains médicaments auprès des hôpitaux. C'est une stratégie. Dans le cadre des marchés publics, et lorsque deux médicaments ont un rapport bénéfice/risque comparable, le prix concédé à l'hôpital par le laboratoire devient alors le critère de choix. Ce contexte rend possible la négociation des prix et certains médicaments sont vendus presque gratuitement aux pharmacies des hôpitaux. Mais, la mise en concurrence des fournisseurs ne serait pas le seul argument qui permettrait d'expliquer ce fait : ne croyons pas que les temps soient plus généreux envers l'hôpital public. Il y a une autre explication. Arriver à positionner un médicament au sein de l'hôpital (dans son livret thérapeutique) revient à assurer la continuité de sa prescription en ville à la fin de l'hospitalisation du patient. Et donc, à assurer sa vente ultérieure à un prix potentiellement plus élevé. Car, en ville, le prix est fixé par le comité économique des produits de santé (CEPS). Bref, on se rattrape après. Réussir l'introduction d'un médicament à l'hôpital permet de bénéficier également de l'« *effet marketing* » de la prescription hospitalière. Si le médecin hospitalier l'a prescrit, pourquoi le changer ? Si le professeur l'a choisi, pourquoi le médecin généraliste le modifierait-il ? Le prix proposé à l'hôpital peut varier de 0,1 euros à plusieurs euros pour le même médicament selon le marché et les circonstances du moment. Ainsi, le générique peut parfois être proposé à un prix plus élevé que celui du princeps. Cette « braderie » n'est pas liée aux caractères intrinsèques du produit mais plutôt à la politique commerciale de son fabricant. Deux conditions peuvent, à mon sens, influer sur cette politique : l'existence d'un contexte concurrentiel ; et un fort potentiel de prescription notamment en ville avec une durée de prescription significative comme dans le cas des maladies chroniques. En avril 2015, les données publiées par la revue « Prescrire » font état de *« prix 20 fois voire 100 fois plus élevés »* en ville. Et parfois même jusqu'à *« 300 fois plus élevés »*.

Le 7 avril 2015, le *Courrier de l'Ouest* publie un article indiquant que ma *« thèse est aujourd'hui reprise par Prescrire »*. Il constate que le *« magazine indépendant « Prescrire » reprend presque mot pour mot »* mes propos *« sur les techniques des laboratoires pharmaceutiques pour imposer un traitement à des patients qui passent par l'hôpital »*.

Le 12 avril 2015, *Ouest-France* titre son article *« Prescrire rejoint l'analyse du pharmacien choletais »*.

Le 15 avril 2015, je suis l'invité du matin de la radio *RCF Anjou* qui semblait, elle aussi, ignorer ce fait.

Enfin, le 22 avril 2015, *Angers Mag Info* titre son article *« Médicaments bradés à l'hôpital, la thèse qui fait mal à la Sécu* ». Une thèse qui était disponible dans mon livre[38] depuis septembre 2013.

Que penser de ces structures qui disposent en leur sein d'une pharmacie à usage intérieur (PUI) et qui se permettent de s'approvisionner auprès de pharmacies de ville ; allant même jusqu'à instaurer un dangereux et coûteux double circuit du médicament à l'intérieur de cette structure ?

Mettre en concurrence les fournisseurs est une bonne chose. Toutefois, l'instabilité du livret du médicament devrait être limitée dans la mesure du possible. Passer d'un fournisseur à l'autre, chaque année, est-il vraiment efficient ? Quel est le coût de ce changement ? La question se pose d'autant plus qu'un changement fréquent d'une même molécule (pouvant être commercialisée sous des noms différents) peut exposer les patients à un risque sérieux d'accident. Certains professionnels de santé éprouvent quelques difficultés à s'approprier rapidement ces incessants changements d'appellation.

Certains syndicats semblent s'enliser dans les seules revendications. Dès 2001, il y a donc

---

[38] « Médicament : recadrage. Sans ton pharmacien, t'es mort ! » Éditions Les 2 Encres, septembre 2013.

seize ans, le vice-président d'un syndicat national des pharmaciens plaide pour une *« sécurisation maximale »* de ce circuit du médicament. Il écrivait : *« Il est vrai qu'un dysfonctionnement pourrait être à l'origine de graves préjudices pour les victimes. »* Il considère que *« les pharmaciens doivent encore poursuivre leur effort auprès du corps médical et du corps infirmier (...) On retombe dans tous les prérequis de sécurité sanitaire qui correspondent à l'application de la réglementation. »* Et puis, il ajoute :

« Dans la plupart des établissements de santé, l'acte de dispensation du pharmacien n'est actuellement pas réalisé, sous prétexte de manque de moyens. »

En 2004, cette fois, ce syndicat réitère sa position par la voix de sa présidente qui s'interroge : *« Pourquoi un enfant est-il décédé à la suite d'une intervention bénigne en recevant un médicament couramment utilisé dans les établissements de santé ? »*. Et, elle nous éclaire par sa réponse : *« Indubitablement, ce sont avant tout les failles de l'organisation du circuit du médicament à l'hôpital qui doivent être pointées du doigt dans cet accident dramatique. »* Puis, elle précise que *« depuis plusieurs années »* ce syndicat *« dénonce publiquement les erreurs médicamenteuses évitables à l'hôpital et plaide pour la sécurisation de ce circuit* ». Elle ajoute que ces erreurs « *sont longtemps restées sous-estimées par les tutelles ou confondues avec les effets indésirables des médicaments par les professionnels de santé* ». Elle indique que ce syndicat « *a alerté à plusieurs reprises le ministre de la santé, l'AFSSAPS[39], l'ordre des pharmaciens et le LEEM[40]* ». Elle poursuit en rappelant que :

« *Chacun des acteurs du circuit du médicament à l'hôpital doit pouvoir exercer pleinement son métier. Or dans la plupart des établissements de santé, l'acte de dispensation du pharmacien n'est actuellement pas réalisé, sous prétexte de manque de moyens. Même si l'étiquetage de l'ampoule injectable administré à cet enfant pouvait prêter à confusion, l'accident aurait pu être évité si le pharmacien avait analysé la prescription médicale et préparé le médicament pour l'administration par l'infirmière.* »

D'ailleurs dans cette affaire médiatisée, et avant le décès de cet enfant, j'avais alerté sur ce problème d'étiquetage aussi bien le laboratoire pharmaceutique que l'AFSSAPS. Et à la demande de l'IGAS (inspection générale des affaires sociales), j'avais contribué à l'enquête diligentée.

---

[39] AFSSAPS : agence française de sécurité sanitaire des produits de santé ; actuellement ANSM (agence nationale de sécurité du médicament).
[40] LEEM : les entreprises du médicament.

Ce qui m'a valu ce petit mot des inspecteurs de l'IGAS :

« *Bonjour, nous avons bien reçu votre envoi et nous vous en sommes très reconnaissants. Bien à vous.* »

Enfin, ce syndicat émet un souhait de voir le ministre de la santé « *prendre ses responsabilités et que le futur décret relatif au contrat de bon usage des médicaments, conclu entre les agences régionales de l'hospitalisation*[41] *et les établissements de santé, et ayant pour objectif la sécurisation du circuit du médicament, s'appliquera bien, sans frilosité, à l'ensemble des médicaments et dans l'ensemble des établissements de santé* ».

Mais, comment faire lorsque sur le terrain, un directeur d'hôpital ose affirmer de façon inexacte, dans un procès-verbal d'une séance du CHSCT (comité d'hygiène, de sécurité et des conditions de travail) dont il est le président, qu'il « *n'y a pas d'obligation de mettre en place cette dispensation* » sécurisée par la pharmacie ?

Cette année 2004 était déterminante. C'est un tournant décisif. Une sorte de dernière chance que le législateur offrait aux différents établissements de santé. C'était une nouvelle occasion à saisir pour raccrocher les wagons aux locomotives, pour que les mauvais élèves suivent l'exemple des établissements qui ont réussi à

---

[41] ARH, actuellement ARS (agences régionales de santé).

mettre en place cette dispensation nominative. La preuve que la mise en place de cette dispensation pharmaceutique nominative n'est pas une tâche impossible.

L'ordre national des pharmaciens, lui-même, intervient en publiant un article sous le titre : *« Circuit du médicament à l'hôpital : la rationalisation est urgente »* et dans lequel il rappelle l'importance de la *« traçabilité »* des actes : *« en raison d'organisations déficientes, de glissements de tâches, de transmission insuffisante d'informations entre les différents acteurs, d'information partielle voire inexistante, de conditionnements de médicaments inadaptés, des erreurs évitables peuvent apparaître à toutes les étapes du circuit du médicament à l'hôpital, dès la prescription et jusqu'à l'administration au patient. »* Et pour l'ordre des pharmaciens, une *« véritable traçabilité doit être instaurée pour que chaque acteur prenne ses responsabilités. En clair, le médecin doit prescrire par écrit ; le pharmacien analyser la prescription médicale ; le préparateur préparer les produits ; la délivrance revenant ensuite à l'infirmière, au préparateur ou aux pharmaciens selon la nature du traitement »*.

Fin décembre 2004, suite à un nouveau décès, la présidente de ce syndicat écrit au ministre de la santé :

« Suite à une erreur d'administration d'un médicament ayant entraîné le décès d'un bébé

au centre hospitalier de (...), notre consœur, pharmacien de cet établissement, a subi un interrogatoire de plusieurs heures en présence de pharmaciens inspecteurs de santé. Il lui a notamment été reproché de ne pas avoir prévenu l'inspection régionale de la pharmacie de cet accident, puis de ne pas avoir sécurisé et informatisé le circuit du médicament, alors que comme de nombreux pharmaciens elle a depuis longtemps et sans succès présenté des projets à la communauté hospitalière sur ce sujet. »

Mais, certains pharmaciens ne semblent pas œuvrer dans le sens de cette sécurisation. Et, il est important de vérifier à quel type de personnes le pouvoir est parfois confié dans les établissements de santé. Un exemple mérite d'être cité, à titre pédagogique, pour étayer ce constat établi y compris par ce syndicat.

À l'issue d'une enquête menée, en 2002, par une chambre régionale des comptes dans un établissement de santé, le magistrat précise dans son rapport que :

« *Le décalage entre réglementation et pratique doit être relevé (...) Il n'apparaît pas cependant que les conditions d'une mise en œuvre rapide de la dispensation nominative soient programmées (...) l'option prise (...) ne semble répondre que partiellement au problème* de la lutte contre la iatrogénie médicamenteuse ».

Ce magistrat ajoute :

« Cette règle n'est pas respectée (...) les lacunes du système (...) présence d'articles périmés parmi les dix inventoriés (...) Les périmés ne font l'objet d'aucun suivi particulier (...) »

Ce magistrat de la chambre régionale des comptes se voit alors attaqué par le pharmacien qui assure la chefferie de service depuis l'ouverture de l'hôpital, il y a plus de vingt ans.

Ce chef de service conteste ainsi ce rapport :

« Alors que le sujet n'a été qu'effleuré par le conseiller, nous lisons une série de contre-vérités disant que la réglementation des stupéfiants[42] n'est pas respectée au centre hospitalier de (...). Je n'accepterai pas que ce paragraphe soit rédigé ainsi dans sa version définitive surtout sur un ton aussi catégorique (...) Je m'interroge enfin sur la dernière phrase du paragraphe : je n'ai pas compris le sens du mot « recomplètement » (...) Un mot enfin sur la forme du document. Une lecture attentive du rapport montre que bien peu de choses sont vues positivement dans la gestion du médicament. Quand elles le sont, c'est très souvent du bout des lèvres avec un emploi répété du conditionnel que je perçois comme désobligeant. »

---

[42] Stupéfiants : médicaments type morphine.

Quelques mois après ce constat et cette contestation, la presse relate le décès d'un patient dans ce centre hospitalier. Ce décès a lieu dans le cadre d'une surdose de morphine, un médicament stupéfiant. Une juridiction pénale condamne le médecin et la toute jeune infirmière qui a administré le produit. Le pharmacien, lui, semble être l'oublié de ce procès. Ce chef de service semblait être l'interlocuteur des policiers enquêteurs.

Un livre entier pourrait être consacré aux pratiques de ce chef. En 2005, un enfant de 4 ans voit son pronostic vital engagé pendant une heure : *« chute de tension, troubles de conscience, tachycardie* [accélération du rythme cardiaque]*, cyanose* [l'enfant est devenu tout bleu] *dès les premiers millilitres de l'injection »* du médicament anticancéreux. Ce dernier a été préparé par la pharmacie de l'hôpital. Mais, il n'a pas été dilué comme l'exigent les mentions légales. Ce chef de service a oublié de faire figurer cette dilution dans le mode opératoire qu'il a, lui-même, rédigé et que les préparateurs ont suivi. Au lieu de reconnaître son erreur, et malgré sa propre signature manuscrite en bas de ce mode opératoire, ce chef accuse un tiers : le préparateur en pharmacie et/ou la personne qui a administré ce médicament (sans doute l'infirmière). Interrogé sur ce point : *« Étiez-vous à l'origine de cette erreur ? »*, ce chef ose répondre : « *J'avais donné des instructions pour que le produit soit préparé pour être administré d'une certaine manière. Il l'a été par une autre voie ce que j'ignorais* ».

En 2008, des médecins signent une pétition dans laquelle ils alertent sur la situation de « *tous les services de soins* ». Ils affirment qu'ils sont « *extrêmement inquiets* ». Ils ont effectué des « *dizaines de déclarations d'incidents* » qui sont restées « *sans réponse satisfaisante* » de la part de la pharmacie qui achète les produits incriminés.

En cette année 2008, l'inspection régionale de la pharmacie, elle aussi, établit un rapport qui montre que pas moins de vingt questions posées sont restées sans réponses ; ces questions sont donc « *maintenues, du fait de réponses non satisfaisantes* ». Ainsi, le pharmacien inspecteur de santé publique relève, par exemple, qu'une alerte sur un médicament, formulée un samedi par un service de soins, n'a pas été traitée. Ce chef était d'astreinte ce samedi. Mais manifestement, le préparateur était tout seul dans la pharmacie. Ce qui contrevient à la règle imposée par le code de la santé publique selon lequel « *aucun pharmacien ne peut maintenir une officine ouverte, ou une pharmacie à usage intérieur en fonctionnement, s'il n'est pas en mesure d'exercer personnellement ou s'il ne se fait pas effectivement et régulièrement remplacer »*[43].

En 2009, selon une fiche d'incident, un enfant de 18 mois reçoit pendant 3 mois un traitement à une dose dix fois supérieure à la dose prescrite par le médecin.

En 2010, des patients de service de réanimation se retrouvent privés d'oxygène, soit le médicament qui entretient la vie.

En 2011, lors de la troisième visite de certification de l'hôpital par la haute autorité de santé (HAS), six experts confirment les obstacles mis dans la sécurité des soins médicamenteux. Selon eux, cette sécurisation *« rencontre des freins de certains professionnels dans sa mise en œuvre »*.

En 2012, un accident médicamenteux évitable survient chez un patient hospitalisé dans un service de soins. En plus, l'antidote délivré par la pharmacie, et administré à ce patient, était périmé.

En 2014, cette fois, c'est la direction de l'hôpital, elle-même, qui finit par désigner ce *« chef de service »* comme le responsable des *« fortes résistances à la pharmacie »*.

Douze ans après son rapport de 2002, la chambre régionale des comptes vient donc pointer les mêmes manquements dans un nouveau rapport :

« Il avait été observé une absence de

---

[43] Article R.4235-50 du code de la santé publique.

dispensation nominative des médicaments et une gestion des stocks lacunaire (...) De fortes résistances à la pharmacie n'ont, semble-t-il, pas permis de mettre en œuvre ce plan d'action. La nomination d'un nouveau chef de service en juillet 2012 et une nouvelle affectation des pharmaciens (suite à un départ à la retraite en 2013 [celui de ce chef] *sont, selon l'hôpital de nature à lever ces résistances ».*

En fait, la chefferie de service avait été ôtée à ce chef depuis 2008. Une de ses complices lui a succédé dans ce rôle et les pratiques défectueuses ont pu ainsi continuer à prospérer au moins jusqu'à ce mois de juillet 2012.

Quelques individus déguisés en blouse blanche et en col blanc, et rémunérés par la fonction publique hospitalière, auraient-ils le droit de mettre, pendant de nombreuses années, des obstacles, « *des freins* » à la sécurité des soins médicamenteux voulue par les pouvoirs publics ? Et en toute impunité ? Pourrait-on imaginer de tels freins dans un aéroport, dans une gare routière ou ferroviaire, dans une centrale nucléaire, dans une industrie alimentaire ? Un citoyen qui s'amuse à faire dévier les rails d'un train, par exemple, ne serait-il pas, lui, poursuivi pour sabotage ?

Combien de morts dans cet hôpital parce qu'un individu, soutenu par quelques complices, a refusé de faire son travail, tout en empêchant les autres de faire le leur ?

Ce constat a été relevé aussi, dès 2007, par un service régional de la police judiciaire.

Lors d'une visite de certification menée par la haute autorité de santé (HAS), les experts de la HAS devaient rencontrer les membres de la commission du médicament qui, dans cet hôpital, est traditionnellement présidée par ce chef de service. Un psychiatre décide alors de renoncer à participer à cette rencontre. Il explique sa décision au directeur dans un écrit dans lequel il évoque un *« rapport à la vérité profondément perturbé, tant sur le plan intellectuel que sur le plan émotionnel »*. Ce psychiatre ne souhaite pas se *« faire complice »* par sa *« présence »* et son *« silence, de l'énoncé – qui n'est que trop prévisible – de contre-vérités »* auprès de ces experts.

Voilà donc le type de profil qu'un hôpital public peut héberger en son sein.

Le silence des organes de contrôle, de régulation et de sanction brille par son caractère extraordinaire.

Cette inertie n'a rien à envier à celle de ce syndicat national des pharmaciens, notamment, qui prétendait vouloir sécuriser le circuit du médicament.

Comme je vous le disais, ce syndicat

national des pharmaciens avait, en 2004, placé son espoir dans le *« futur décret relatif au contrat de bon usage des médicaments »*. De mémoire, ce projet de décret était rendu à la 37ème version. Il a fini par être publié en date du 26 août 2005[44].

De façon succincte, ce texte vient, à nouveau, rappeler le rôle de chaque acteur du circuit du médicament en exigeant la mise en place de la dispensation pharmaceutique notamment.

Il introduit également une sanction financière en cas de manquement aux engagements du contrat signé entre les établissements de santé et l'agence régionale de l'hospitalisation (ARH)[45].

Dans ce cadre, un état des lieux doit être réalisé. En effet, selon ce décret, l'établissement *« réalise un état des lieux de sa situation au regard des référentiels et des recommandations en vigueur. Cet état des lieux tient compte des résultats de la procédure de certification mise en œuvre par la haute autorité de santé, de ses éventuelles remarques, recommandations ou réserves et des rapports d'inspection des autorités de tutelle portant sur ce domaine d'activité »*.

---

[44] Décret n°2005-1023 du 24 août 2005 relatif au contrat de bon usage des médicaments et des produits et prestations mentionné à l'article L.162-22-7 du code de la sécurité sociale.
[45] L'ARH est l'actuelle ARS (agence régionale de santé).

C'est alors qu'une ARH demande à tous les hôpitaux de sa région d'effectuer cet état des lieux de leurs circuits (du médicament) respectifs. Seul un centre hospitalier a respecté le délai fixé par l'ARH. Il avait confié cette mission à un jeune pharmacien. Le travail mené par ce dernier reçoit une reconnaissance interne, puis externe. Il est validé par les instances de l'hôpital sans aucune réserve. Mais, un fait étrange, et pour le moins inattendu, se produit : le directeur trouve, finalement, ces résultats sévères. Il convoque le pharmacien dans son bureau et lui demande de modifier, discrètement, les résultats de cet état des lieux. Malgré les demandes réitérées, cette fois par le chef de service de la pharmacie notamment, ce jeune pharmacien refuse d'exécuter ces ordres manifestement illégaux et de nature à compromettre gravement l'intérêt public. Cet état des lieux n'a, finalement, pas été transmis à l'ARH qui l'attendait pourtant. L'hôpital aurait trouvé une astuce pour échapper à la transmission de ces résultats : il a fait comme les autres établissements de la région qui ont considéré cette mission impossible. Il a ainsi affirmé à l'ARH qu'il n'a pu effectuer cet état des lieux eu égard au délai court laissé aux établissements. Mais, l'affaire ne s'arrête pas là. Le travail de ce jeune pharmacien est publié dans une revue nationale avec comité de lecture.

L'ARH découvre ainsi la chose. La même année, le dossier est retiré à ce pharmacien. Ce dernier n'a plus qu'à contempler tous les messages reçus concernant son travail.

En interne, ces écrits lui indiquent :

— « *Bravo pour ce remarquable travail très clair.* » (le président de la commission médicale d'établissement (CME), le 14 novembre 2005, 16h03) ;

— « *Merci de ce rapport détaillé, qui a demandé sans aucun doute un gros travail.* » (Un médecin, le 15 novembre 2005, 08h24) ;

— « *Bonjour Monsieur, j'ai lu attentivement le document que vous nous avez fait parvenir. Les conclusions se rapprochent bien entendu de ce que nous savions, et c'est bien que cela puisse être objectivé. Je souhaiterais vous rencontrer pour que je vous fasse part du travail que nous avons débuté avec les cadres de santé de certains services pour qu'il n'y ait plus de recopies des prescriptions, ce qui va évidemment dans votre sens. Madame* [la secrétaire] *va vous contacter pour fixer une date de rencontre. Merci de bien vouloir l'honorer.* » (Directrice coordonnateur des soins, le 21 novembre 2005, 14h18).

De l'extérieur de l'hôpital, ce pharmacien reçoit ces petits mots émanant de praticiens exerçant en France et à l'Étranger :

— « *Sur l'établissement, nous allons auditer*

notre circuit du médicament en juin 2006. Je suis donc à la recherche d'un document type ou de documents me permettant d'élaborer une grille pour cette évaluation. Si vous avez déjà une expérience dans ce domaine, je serais preneuse de vos conclusions et remarques. Merci d'avance. » (11 avril 2006, 11h58) ;

– *« Bonjour, moi aussi, je suis dans le même cas. Si vous avez des documents, merci de me les transmettre. Salutations confraternelles. »* (11 avril 2006, 12h22) ;

Alors, ce 11 avril 2006, à 12h31, c'est le directeur de la rédaction de la revue nationale qui vient répondre à ces deux collègues :

– *« Un article* [du jeune pharmacien] *sur ce sujet est justement programmé sur le numéro de juin. Abonnez-vous ! Cordialement. »* ;

– *« Cher (…), bravo et merci pour ces deux articles parus dans (…). Je vois que tu travailles bien et je me réjouis de tout ceci. Je suis ravi de continuer à avoir de tes nouvelles. Avec l'assurance de mon amitié fidèle. »* (L'un des professeurs en médecine ayant formé ce jeune pharmacien, message du 5 septembre 2006, 10h31 ; en fait, en ce mois de juin 2006, cette revue a publié deux articles de ce pharmacien : l'un sur le circuit du médicament, l'autre sur la pharmacovigilance) ;

– *« Suite à la lecture du résumé de votre article, je suis intéressé par le tiré à part. Peux-tu* me l'adresser ? Merci. » (12 septembre 2006, 13h19) ;

— « *Merci pour ces documents et félicitations pour ces travaux remarquables ; nous pourrons notamment nous inspirer de ta grille de recueil pour l'état des lieux de notre circuit.* » (14 septembre 2006, 16h26) ;

— « *Bonjour, je suis pharmacien au centre hospitalier de (...), merci pour votre article (concernant le circuit du médicament), que j'ai lu depuis un petit moment déjà. Nous avons décidé de mettre en place le même audit que le vôtre, j'utilise donc votre grille. L'objet de mon message est une interrogation par rapport au traitement des données recueillies lors de l'audit. Avez-vous travaillé avec un logiciel particulier ou bien sur le logiciel Excel. Merci pour votre réponse.* » (30 octobre 2006, 09h29).

Plusieurs années plus tard, alors que le dossier lui a été retiré avec brutalité, ce jeune pharmacien continue de recevoir des demandes de l'extérieur comme le montre cet autre exemple :

— « *Bonjour, je suis pharmacien au centre hospitalier de (...), je fais référence à un article que vous avez publié dans (...) concernant une méthodologie pour la réalisation de l'état des lieux du circuit du médicament. Je voudrais utiliser le tableau que vous avez fait à cette fin. Il n'est pas imprimable dans sa version de l'article.*

Pourriez-vous me le faire parvenir, ou m'en faire parvenir une version imprimable ? Je vous en remercie par avance. Cordialement. » (1er octobre 2009, 11h39)

Les actions permettant la sécurisation effective du circuit du médicament sont donc connues depuis bien longtemps.

Au lieu d'intervenir pour lever les obstacles décrits, la piste s'est orientée vers des réarrangements cosmétiques de l'organisation et vers la stigmatisation, systématique, des seuls médicaments et leurs fournisseurs. Cette voie est inefficace. D'ailleurs, pendant que la presse traite de ce qui serait un nouveau *« scandale »*, les causes des dysfonctionnements, elles, continuent de germer en alimentant la liste des décès évitables.

Certains esprits voient dans l'informatisation un ingrédient miraculeux susceptible de gommer tous ces dysfonctionnements. L'informatisation du circuit du médicament réduirait, selon eux, le nombre de morts liés aux dysfonctionnements de l'organisation.

Mais, les établissements de santé concernés, qui se sont engagés aveuglement dans cette voie, ont ignoré un fait déterminant : cette informatisation ne peut être que l'ultime étape d'une démarche globale qui commence par la réorganisation du circuit. Cette informatisation impose une préalable clarification du rôle de chacun des acteurs du circuit du médicament ainsi qu'une mise à disposition des outils simplifiant la communication. Or, en pratique, cette démarche s'est limitée à une simple automatisation des procédures qui a méconnu l'indispensable réflexion sur les organisations à mettre en place. Le résultat était alors prévisible. Cette informatisation d'un circuit désordonné n'a fait que reproduire, en les amplifiant, les failles de ce circuit. Par conséquent, cette informatisation cohabite avec l'ancienne organisation défectueuse et devient, elle aussi, dangereuse pour le patient notamment.

Il est assez frappant de constater ce décalage entre les évolutions technologiques actuelles et le système informatique hospitalier.

L'informatisation doit s'inscrire, avant tout, dans un cadre de sécurisation du processus. Elle ne s'aurait être réduite à un seul moyen de facturation.

Il est vain et illusoire de vouloir faire croire que l'informatisation et la robotisation des processus permettraient de supprimer le risque d'erreur. Car, c'est toujours l'Homme qui programme l'ordinateur, alimente le robot et gère l'environnement de ces machines. Pis encore, cette informatisation et robotisation pourraient même aggraver la situation initiale. La robotisation, par exemple, revient à se substituer à l'industrie pharmaceutique et à s'imposer les normes de production de qualité industrielle. Ce qui serait une chimère, une utopie, dans un établissement de santé français.

Il est temps d'expliquer à toute personne, à tout patient potentiel, que le risque zéro n'existe pas. Que dès lors qu'il met un pied dans un établissement de santé notamment, il prend, paradoxalement mais réellement, un risque irréductible associé aux soins.

L'alerte est la graine de tout système « *qualité* ». Mais, une cadre de santé est sanctionnée pour avoir alerté notamment le responsable de la pharmacovigilance. Elle reçoit ce courrier de la direction :

« *Madame,*

Je vous ai rencontrée le mardi 7 juin 2011 en présence de Madame (...) coordonnatrice générale des soins, suite à l'envoi de votre mail du 27 mai 2011 à mon intention, ainsi qu'à celle des organisations syndicales de l'établissement et du responsable de la pharmacovigilance.

Vous faites état dans ce message

électronique d'une analyse très personnelle sur la mise en place du logiciel (...) sur la sécurité de prise en charge des patients qui sera compromise et sur la dégradation des conditions de travail qui en résulterait pour les équipes médicales et paramédicales. Je n'ai perçu aucune modération dans vos propos, ni dans les accusations non prouvées que vous portez à l'égard de votre chef de service, Monsieur le Docteur (...) face au respect de la législation. Contrairement à vos allégations d'une certaine précipitation dans la rédaction, j'ai trouvé votre message très construit et largement documenté.

Ni la Direction des soins en sa qualité de supérieur hiérarchique direct, ni le chef de pôle et le chef de service de (...) en leur qualité d'autorité fonctionnelle n'ont été destinataires de votre message électronique, alors qu'ils étaient expressément cités ou visés.

L'introduction du logiciel (...) en service de (...) ne date que de quelques semaines. Elle modifie, comme dans les autres services concernés, les pratiques professionnelles, notamment dans le domaine de la prescription. Les responsables de l'établissement mesurent bien les difficultés rencontrées, d'où la mise en place d'un dispositif d'accompagnement important. Des discussions sont en cours avec la société éditrice du logiciel afin d'apporter des solutions conformes à la réglementation.

Manifestement, votre attitude en qualité de cadre de santé a été en la circonstance inappropriée, maladroite et de nature à créer des tensions. Elle constitue en cela une faute professionnelle.

Le travail de collaboration que le cadre de santé doit développer avec le chef de service et le chef de pôle repose sur une relation de confiance authentique. Il en est de même auprès de la Direction des soins.

Je compte sur votre professionnalisme et sur une attitude plus constructive à l'avenir.

Je vous prie de croire, Madame, en l'assurance de mes sentiments distingués.

Le directeur

Copies transmises à :

Madame (...) coordonnatrice générale des soins

Monsieur le Docteur (...) chef de pôle

Monsieur le Docteur (...) chef de service

Dossier administratif. »

Quelques mois plus tard, plusieurs médecins, tout comme cette cadre de santé, quittent ce service et l'hôpital. Quant aux patients...

Un système *« qualité »* conforme invite les professionnels à signaler toute erreur et tout dysfonctionnement dans un but d'amélioration des pratiques et non pas de sanction.

Mais, il existe un autre conflit qui se situe

entre le système qualité et la dimension pénale notamment. Un système qualité *ad hoc* fait du signalement un moyen d'amélioration des pratiques en permettant le repérage des dysfonctionnements. Et, il garantit, dans une certaine limite raisonnable, la non-punition de la personne à l'origine de l'erreur. Stigmatiser une personne qui a commis une erreur reviendrait à anéantir ce système d'alerte. Or, le volet pénal ne semble pas prendre en considération une telle approche. Une charte de non-punition serait-elle envisageable ? Et qu'en est-il de la distinction entre l'erreur et la faute ? Toutefois, apprendre par l'erreur ne consiste pas à encourager la négligence, l'imprudence, l'incompétence...

En pratique, il a déjà été constaté qu'un système administratif de signalement peut être utilisé à des fins étrangères au but poursuivi par le système qualité : délation, règlement de compte, moyen de pressions, chantage, etc.

Le signalement de nature spontanée a déjà montré ses limites. Les causes de la sous-notification sont connues. Comment éviter aussi les notifications sélectives ?

Un cas d'école mérite d'être cité pour illustrer mes propos. Il est enregistré dans un hôpital public qui est devenu, depuis le changement de la direction, un laboratoire de tout ce qu'il ne faut pas faire.

Une pharmacie à usage intérieur (PUI) d'un hôpital ou d'une clinique ne peut, en général, répondre qu'aux besoins des patients hospitalisés dans l'établissement. Toutefois, une dérogation existe. En effet, pour quelques catégories de médicaments définis sur une liste préétablie, cette PUI peut être autorisée à dispenser ces médicaments un peu spéciaux à certains patients non hospitalisés : il s'agit de l'activité de *« rétrocession »* ou de *« vente externe des médicaments au public »*.

Le 16 juin 2004, le décret n°2004-546 est enfin publié. Il vient réglementer les pratiques relatives à cette activité de *« rétrocession »*. Il est attendu par la profession depuis la loi du 8 décembre 1992. Depuis, presque douze ans ! Ce décret est donc une nouvelle opportunité à saisir pour assurer une mise en conformité réglementaire et demander, le cas échéant, les moyens adéquats évalués de façon objective.

Le 28 juillet 2004, cet hôpital sollicite donc l'autorisation préalable à l'exercice de cette activité de rétrocession. Celle-ci est, en effet, une activité facultative pour une pharmacie hospitalière. Elle ne peut être exercée qu'après la délivrance d'une autorisation. Et, cette dernière ne peut être obtenue qu'à l'issue d'une procédure bien précise incluant une visite, sur site, de l'inspection régionale de la pharmacie. En l'absence de moyens bien définis, la pharmacie ne peut prétendre exercer une telle activité de vente externe de ces médicaments bien particuliers. Comme toute vente, elle apporte quelques euros non négligeables à l'hôpital. Parmi les critères requis, l'inspection vérifie un point fondamental : la présence d'un pharmacien pendant les heures d'ouverture de la pharmacie hospitalière ; à tout le moins, lors de chaque acte de dispensation d'un médicament. C'est une condition exigée par le code de la santé publique : « *Les pharmacies à usage intérieur ne peuvent fonctionner qu'en présence du pharmacien chargé de la gérance ou son remplaçant ou d'un pharmacien adjoint* »[46]. Le pharmacien responsable de ce secteur n'est pas consulté lors de la constitution du dossier relatif à cette demande d'autorisation. Ce dernier est, malgré tout, envoyé à l'agence régionale de l'hospitalisation (ARH, actuellement agence régionale de santé : ARS).

Le 10 août 2004, le pharmacien inspecteur de santé publique arrive sur place. Il mène sa visite. Il pose des questions. Curieusement, le pharmacien chef de service affirme qu'il y a « *toujours un pharmacien présent dès lors que la pharmacie est ouverte y compris le samedi* ». Ce

---

[46] Article R.5104-20, devenu R.5126-14, du code de la santé publique.

qui est inexact dans cet hôpital. Une telle attitude contrevient au code de la santé publique selon lequel *« les pharmaciens doivent veiller à maintenir des relations confiantes avec les autorités administratives. Ils doivent donner aux membres des corps d'inspection compétents toutes facultés pour l'accomplissement de leurs missions »*[47]. Puis, le reste s'enchaine.

Le 24 août 2004, l'ordre national des pharmaciens donne un avis favorable à cette demande d'autorisation d'activité de rétrocession.

Le 13 décembre 2004, le directeur régional des affaires sanitaires et sociales donne aussi un avis favorable.

Enfin, le 17 décembre 2004, le directeur de l'agence régionale de l'hospitalisation signe l'arrêté autorisant l'hôpital à vendre des médicaments au public.

Mais, plus d'un an plus tard, le prévisible finit par arriver. Le samedi 28 janvier 2006, un service de soins rédige donc une fiche d'incident dans laquelle il relève l'absence du pharmacien alors que la pharmacie est ouverte :

« En ouvrant une ampoule de morphine, j'ai découvert qu'un morceau de verre était dans l'ampoule (morceau déjà présent avant l'ouverture, ne provenant pas de l'ampoule) (N°lot...). Je l'ai rapportée le midi à la pharmacie.

---

[47] Article R.4235-20 du code de la santé publique.

Le préparateur en pharmacie présent m'a demandé de rapporter l'ampoule dans le service et de revenir lundi pour en parler au pharmacien car il n'y avait pas de pharmacien présent ce jour (samedi) et il n'avait pas le temps de s'en occuper. »

Cette alerte donnée par ce service hospitalier aurait dû être traitée dès ce samedi. Le pharmacien aurait dû être présent. Il aurait dû vérifier toutes les ampoules, portant notamment ce numéro de lot *a priori* défectueux, aussi bien dans le stock de la pharmacie que dans celui des unités de soins. Il aurait dû ensuite décider d'une éventuelle mise en quarantaine de ce lot, envoyer un signalement au département « alertes » de l'agence française de sécurité sanitaire des produits de santé (AFSSAPS)[48], remplacer ce lot par un autre au niveau des services de soins dans l'attente des résultats de l'enquête diligentée, etc.

Le 24 octobre 2007, contraint de revenir sur site, le pharmacien inspecteur de santé publique relève dans son rapport :

« *L'absence de pharmacien pour traiter cette fiche d'incident le samedi 28 janvier 2006 ne correspond donc pas à l'organisation décrite en août 2004.* »

C'est l'histoire d'une affirmation inexacte

---

[48] Actuellement ANSM (agence nationale de sécurité du médicament).

d'un « chef » de dimension locale qui, d'une part induit en erreur plusieurs autorités extérieures de dimensions nationale et régionale, et d'autre part expose les patients à un risque évitable.

Et, ce n'est pas fini.

Le 19 mars 2010, une nouvelle fiche d'incident est rédigée par une complice de ce chef. Sa cible semble être une jeune pharmacienne nouvellement arrivée. Cette complice soutient dans cette fiche :

« Erreur de dispensation… pour un enfant de 18 mois le 09/12/2009… grave ; catastrophique… Il a été expliqué de donner à son enfant… 4750 mg/jour au lieu des 500 mg/jour prescrits… Selon le docteur, … contacté le 15/03, l'enfant… présente des signes d'intoxication…, ceci suite à 3 mois de traitement par [nom du médicament]… à une dose dix fois supérieure à sa prescription… Mr… a déjà souhaité savoir qui était responsable de cette erreur et s'interroge sur les séquelles possibles pour son enfant. »

Le 19 mars 2010, la direction est forcée de transmettre cette fiche de signalement au responsable de la pharmacovigilance. Cet incident aurait été favorisé par notamment le conditionnement inadapté du médicament. Une présentation qui ne permettrait pas le prélèvement adéquat d'une dose pédiatrique. Cet incident s'est produit au guichet de ladite activité de rétrocession.

La pharmacienne qui dénonce indique, dans la case intitulée « *Personne à l'origine de l'incident* », le nom d'une jeune pharmacienne arrivée depuis peu. Ensuite, elle adresse une copie de cette fiche notamment au directeur et au président de la commission médicale d'établissement (CME).

Le responsable de la pharmacovigilance tente donc de documenter le dossier. Alors, ce 19 mars 2010 à 10 :31, il adresse une demande à la rédactrice de cette fiche :

« *Mademoiselle…,*

À la lecture de la fiche signalétique d'incident, reçue ce jour, concernant l'enfant dont les initiales sont … (né le …), et selon votre déclaration, vous avez estimé que la gravité des conséquences de cet effet indésirable était « Grave »… ; « Catastrophique »… Il m'appartient donc d'effectuer une déclaration obligatoire de pharmacovigilance comme vous le savez (Cf. la procédure à laquelle vous avez été récemment associée). Par conséquent, je vous prie de bien vouloir me transmettre une copie de l'intégralité du dossier en votre possession (ordonnances, bilans effectués, etc.) ; et de m'indiquer les raisons qui vous ont conduit à ne pas m'associer à la liste des destinataires de votre déclaration. Dans l'attente de votre réponse, Bien Cordialement. »

À 13 :27, cette pharmacienne répond :

« *Cet incident ne correspond pas à la définition d'un effet indésirable telle quelle est formulée dans la procédure citée.* »

Hallucinations ? Mauvaise foi ?...

Le responsable de la pharmacovigilance sollicite alors l'intervention de la direction et du médecin désigné nouveau chef de pôle. Les deux ayant autorité fonctionnelle sur cette pharmacienne qui refuse de coopérer en mettant des obstacles à la pharmacovigilance.

À 15:10, ce chef de pôle interpelle le directeur en ces termes :

« *Monsieur le directeur,*

Ces échanges m'amènent à formuler deux commentaires : Il s'agit d'un cas de dysfonctionnement au niveau de la rétrocession médicamenteuse qui a provoqué un incident grave et qui doit être analysé avec tous les intervenants sans préjuger de la responsabilité « a priori » d'un personnel de la pharmacie. Il s'agit bien d'un cas de pharmacovigilance consécutif à un mésusage et qui doit être analysé et déclaré de façon habituelle. »

Mais, la pharmacienne maintient son refus.

Le 23 mars 2010, à 11:22, le chef de pôle relance :

« *Je souhaite... que le Dr...* [responsable de la pharmacovigilance] *investigue cet incident en pharmacovigilance, afin d'en évaluer la gravité et d'acter que l'établissement a réagi en toute transparence. Je vous remercie donc de lui faire parvenir toutes pièces utiles en votre possession (notamment la prescription initiale validée). En vous remerciant par avance de votre diligence. »*

Mais, la pharmacienne maintient toujours son refus.

Le 12 mai 2010, le responsable de la pharmacovigilance relance. Toujours en vain.

Le 28 mai 2010, une collègue exerçant au centre régional de pharmacovigilance et au centre antipoison demande des nouvelles du dossier au responsable de pharmacovigilance qui ne peut répondre :

« *Bonjour…,*

Tu avais contacté le centre antipoison le 19 mars 2010 à propos d'un enfant qui avait reçu une posologie excessive de [nom du médicament]. *Afin de pouvoir clore le dossier du centre antipoison, pourrais-tu me donner des nouvelles de cet enfant. As-tu ouvert un dossier en pharmacovigilance pour lui ? Merci de ton aide.* »

Le dossier en pharmacovigilance n'a pu être documenté.

Il est, pour le moins, surprenant de constater que la personne à l'origine d'un tel signalement refuse ensuite d'aller jusqu'au bout de sa démarche de recherche de transparence. Car, la finalité ultime de ce type de signalement est de corriger les dysfonctionnements et de remédier à la situation qui a favorisé une éventuelle erreur humaine.

Finalement, par cette fiche d'incident, la pharmacienne aurait-elle uniquement cherché à nuire à sa plus jeune consœur ? Ce signalement est survenu quelques temps seulement avant la décision visant à titulariser cette jeune pharmacienne.

Un système déclaratif qui voit le jour sur le chantier d'un circuit désordonné ne peut que générer des perturbations supplémentaires. Le signalement ne saurait constituer, à lui seul et à titre principal, le moyen de sécurisation. En pareilles circonstances, il ne servirait qu'à alimenter et entretenir des fonctions parasites et à s'éloigner davantage des fondamentaux requis. Il générera une dispersion des moyens. Il aboutira à l'établissement de nouveaux rapports qui viendront rejoindre une pile déjà significative de documents émanant notamment de ce qui serait devenu la mode des états des lieux, des audits, des indicateurs incompréhensibles, des statistiques, etc. Quel est donc l'intérêt, pour le patient notamment, d'un signalement *a posteriori* lorsque le processus n'est pas encore sécurisé ?

Certains établissements de santé, classés parmi les mauvais élèves, tentent de mettre en avant leur démarche *« qualité »*. Ils essaient de déployer les outils disponibles dans ce domaine de la *« qualité »*. Un domaine qui a fait ses preuves notamment dans l'aérospatial, l'aéronautique, la pharmacie, les laboratoires de biologie médicale...

L'expérience montre qu'un établissement de santé peut même créer une direction *« qualité »*. Cette direction est confiée à une directrice qui n'a aucune formation dans ce domaine. Dans cet hôpital pris comme exemple, la confusion est totale. Les décisions de cette direction ignorent les notions fondamentales de ce domaine. À chaque visite de certification menée par la haute autorité de santé (HAS), des réserves sont émises. Mais, celles-ci sont incomprises par cette direction *« qualité »*. Les améliorations nécessaires ne peuvent donc être mises en place de façon effective. Les travaux s'orientent alors vers une production de documents qui laissent indifférents une partie, non négligeable, des professionnels de santé.

Plus encore, des documents rédigés et validés par les spécialistes d'un domaine sont bloqués par cette direction. Un exemple permet d'illustrer ce fait.

En 2003, un pharmacien transmet à cette direction seize documents qu'il a soigneusement rédigés et mis en forme en respectant « *la procédure des procédures* » établie par l'hôpital. Ces documents regroupent notamment des procédures, des protocoles et des enregistrements. Ces derniers servent à assurer une traçabilité imposée par les règles pharmaceutiques. On doit prévoir et écrire ce qu'on doit faire ; faire ce qu'on a prévu ; et être capable de prouver, par des enregistrements, qu'on a bien fait ce qu'on avait prévu.

Ces documents transmis sont validés par l'équipe pharmaceutique et notamment par le chef de service. Il ne manque qu'un coup de tampon de cette direction dans la case prévue à cet effet : la case d'approbation. Celle-ci ne porte que sur la forme des documents.

Mais, curieusement, ces documents ne reviennent pas à la pharmacie. Les relances du pharmacien sont restées vaines. La « *qualité* » est ainsi prisonnière d'une sous-direction administrative. Ces documents ne peuvent donc être mis à disposition du personnel de la pharmacie. Cette rétention inexpliquée prive également les nouveaux arrivants d'une formation adéquate durant laquelle ces documents constituent un support utile.

Ce pharmacien a eu une formation dans ce domaine durant tout son parcours hospitalo-universitaire. Ses collègues médecins le sollicitent d'ailleurs comme le montre cet écrit :

« Cher ami,

Je fais appel à toi en ma qualité de responsable de pôle pour te solliciter une réflexion et recommandations sur la mise en place d'un plan qualité et gestion de risque au sein de mon pôle. Connaissant tes compétences (formation diplômante) dans ce domaine, je fais appel à toi pour que tu m'aides à mettre en place une démarche basée sur une méthodologie prouvée et que tu as certainement apprise en cours de ta formation spécifique. En te remerciant par avance de ton aide, acceptes cher ami mes sentiments les meilleurs. »

Cet hôpital n'a même pas jugé utile d'élaborer un manuel-qualité. Ce document commence par une première partie intitulée : « *Engagement qualité de la direction* ». Cette direction s'engage notamment à mettre à disposition les moyens nécessaires à l'accomplissement des fonctions et des tâches. Ces moyens répondent à des besoins réels qui ne doivent pas se confondre avec certains désirs. Un besoin réel repose sur des éléments vérifiables intégrés à une vraie conduite de projet. Celle-ci associe la responsabilisation au triptyque : Hommes, coûts et délais.

Aucune tâche nouvelle ne devrait être acceptée sans moyen supplémentaire.

Ce même raisonnement appelle à s'appliquer à toutes les directions, y compris celles des agences régionales de santé (ARS), et pas seulement aux directions internes aux établissements de santé. D'autant plus que l'hôpital public est entré dans l'ère des groupements hospitaliers de territoires (GHT).

La confusion peut même trouver sa source dans un texte notamment de nature réglementaire tel que celui de l'arrêté du 6 avril 2011 relatif au management de la qualité de la prise en charge médicamenteuse et aux médicaments dans les établissements de santé. Ce texte me semble dangereux.

« *L'établissement s'organise pour garantir une validation pharmaceutique pour les médicaments à risque.* » Tel est l'ordre dicté par cet arrêté publié au journal officiel de la République Française le 16 avril 2011. Autrement dit, le pharmacien hospitalier serait autorisé à effectuer une analyse partielle de l'ordonnance prescrite par un médecin. Cet ordre me semble contredire les règles professionnelles notamment pharmaceutiques. Et surtout, il est de nature à compromettre la sécurité des patients.

En effet, il n'y a pas de « *médicament à risque* ». Il n'y a que des « *médicaments à risque* ». Tout médicament doit être considéré comme un produit à risque. Tout dépend de l'usage qui est fait de cette substance. Rappelons que tout médicament est un produit à deux facettes inséparables : le bénéficie et le risque. Ce rapport bénéfice/risque est souvent insuffisamment évalué lors de la commercialisation d'un médicament. L'évaluation de ce rapport se poursuit donc durant toute la vie du produit. Elle se fait lors de la prescription dans la vraie vie chez une large population. On ne réagit pas tous de la même façon à un même médicament. Le paracétamol, en vente libre, n'est-il pas potentiellement dangereux ?

Les inventeurs de cette idée peuvent-ils nous fournir la liste exhaustive de ces *« médicaments à risque »* ainsi que les modalités de sa mise à jour en temps réel ?

Les règles professionnelles notamment pharmaceutiques, consacrées par le code de la santé publique, imposent à tout pharmacien, que ce dernier exerce à l'hôpital ou dans une clinique ou dans une officine de ville, d'analyser l'intégralité du traitement d'un patient. C'est le métier premier du pharmacien.

Jeudi 23 juin 2005, en analysant l'ordonnance d'un patient, la présence d'un médicament me fait comprendre que le patient est épileptique. Or, cette même ordonnance fait figurer un autre médicament qui, lui, est contre-indiqué justement chez le patient épileptique.

Mon avis pharmaceutique adressé au prescripteur conduit ce dernier à modifier son ordonnance. Ce médecin m'écrit :

« *Bonsoir, merci de ton information, je m'empresse de modifier la prescription. À bientôt.* »

À l'hôpital, la prescription est souvent plurielle : les lignes d'une ordonnance hospitalière ne sont, peut-être, pas toutes prescrites par le même médecin spécialiste. Seul le pharmacien, vers lequel tout doit converger, peut alors détecter les éventuelles incompatibilités médicamenteuses notamment.

À mon sens l'ordonnance devrait même mentionner d'autres produits qui seraient pris par le patient : le millepertuis, le jus de pamplemousse, par exemple, ne modifieraient-ils pas l'efficacité et/ou la toxicité de certains médicaments ? La réponse est : oui.

Il est aussi admis que le citron vert, tout comme l'orange amère ou de Séville, a un effet sur certains médicaments. L'acide citrique, nouvel excipient du LÉVOTHYROX®, est d'ailleurs extrait du citron.

Autant d'arguments qui plaident pour l'utilité d'une analyse globale, par le pharmacien, du traitement prescrit. Elle est même vitale pour l'usager du système de soins. Les interventions efficaces du pharmacien doivent être considérées comme une barrière de sécurité qui protège non seulement le patient mais également le prescripteur, l'établissement de santé et la collectivité. En effet, une pharmaco-somnolence pourrait générer des conséquences graves : effets indésirables, hospitalisations ou prolongations d'hospitalisation, arrêts de travail, consommation d'antidotes, traitements symptomatiques, séjours en réanimation, séquelles, décès, risques juridiques, atteintes à l'image de l'établissement, etc. Il n'est pas difficile d'imaginer, non plus, les dépenses évitées par ce « simple » avis pharmaceutique. Il s'agit d'un véritable exemple d'efficience avec ses trois déterminants : qualité, sécurité et coût. Un pharmacien est donc capable d'injecter une réelle valeur ajoutée clinique au service du patient.

Par ailleurs, d'autres dispositions dictées par cet arrêté interrogent.

Enfin, cette confusion pourrait générer des incompréhensions voire des tensions entre le pharmacien et les autres professionnels exerçant dans un même établissement : les seconds ne comprendraient pas la remise en cause, par le pharmacien, de cet arrêté iatrogène.

En juin 2017, l'Académie de médecine revient à la charge sur le dossier relatif à la prescription des psychotropes. Elle soulève plusieurs questions dont celles concernant « *une société sous tranquillisants ? »*.

En France, un « *observatoire national du suicide* » est créé depuis quelques années. Serait-ce un moyen qui ne vise qu'à compter les morts sans s'interroger, là encore, sur les causes de ce passage à l'acte ?

Prenons un exemple. Il semblerait que plusieurs agents notamment de la fonction publique (hospitalière, territoriale, d'État) deviennent des cibles d'agissements fautifs et répréhensibles. Même les magistrats, censés réprimer ce type de comportement, seraient eux-mêmes touchés comme cela est lisible dans un rapport établi, en 2015, par l'union syndicale des magistrats et intitulé « *Souffrance au travail des Magistrats. État des lieux, état d'alerte »*. Ce document dénonce notamment : « *harcèlement moral* », « *des humiliations publiques* », « *des insultes* », « *des propos discriminatoires et des remarques déplacées* », « *des abus de pouvoirs et d'autorité* », « *la brutalité dans la direction et la gestion* », etc.

Deux années plus tôt, en 2013, un autre rapport relève la « *Souffrance psychique en lien avec le travail dans les ministères sociaux : constats et observations des inspecteurs santé sécurité au travail* ». Ce document ministériel relate la situation dans les agences régionales de santé (ARS) notamment. La lecture de ce document pourrait laisser certains sans voix. Elle permettrait aussi de comprendre pourquoi rien ne semble bouger en matière de sécurisation du circuit du médicament. Quant à notre hôpital public...

En tout cas, on pourrait désormais tenter de mieux comprendre l'absence de réaction face aux nombreuses alertes transmises, et malgré les preuves écrites les mieux établies.

Dès le 2 février 2014, dans un article titré « *L'agent public peut devenir une proie* », le *Courrier de l'Ouest* reprend un extrait de ma réflexion intitulée « *Maltraitance d'un agent public : pourquoi prescrire un « arrêt maladie » et des « médicaments » ?* »

Je vous livre le contenu de cette réflexion :

« *Que penser lorsqu'on apprend la création d'un « Observatoire national du suicide » ? Une action en aval, a posteriori... Envisagerait-on uniquement de compter les morts ?*

En France, il semblerait que plusieurs agents notamment de la fonction publique (territoriale, hospitalière, d'État) deviennent des cibles d'agissements fautifs et répréhensibles.

L'agent public se trouve dans une situation de maltraitance et de harcèlement moral. Il devient une proie. Car, souvent, il possède les caractéristiques suivantes : il est compétent ; il s'investit de façon rigoureuse dans son travail ; il dénonce des dysfonctionnements inacceptables ; il refuse d'exécuter des ordres manifestement illégaux et de nature à compromettre gravement l'intérêt public.

Ces qualités déclencheraient les attaques de son prédateur : le(s) harceleur(s).

Le médecin amené à prendre en charge cette situation n'a, semblerait-il, d'autres choix que de prescrire un « arrêt maladie » à l'agent qui souffre. Et dans le même temps, ce médecin indique à l'agent : « Ce n'est pas vous qui avez un problème ; ce sont vos agresseurs ; c'est le milieu du travail qui est pathologique. »

Pourquoi alors ne pas traiter plutôt ce « milieu malade » ? Et immédiatement, en urgence.

Pourquoi ne pas mettre plutôt en quarantaine les vrais agents pathogènes qui règnent dans ce milieu en toute impunité ; et qui ne cessent de dégager un air irrespirable, toxique ?

Le harcèlement moral se caractérise par notamment le fait suivant : la fiche de fonction de l'agent cible est vidée de sa substance. Ce dernier n'a plus de tâches à effectuer en pratique. On lui renvoie l'image de quelqu'un qui est devenu inutile, non opérationnel, indésirable. Ce qui provoque une grande souffrance pour l'agent. Ce dernier aime son travail qu'il a choisi par conviction.

Par conséquent, en soustrayant l'agent de son milieu professionnel, cet « arrêt de travail » accentue cette souffrance. Il engendre une blessure supplémentaire. Il augmente l'isolement de l'agent. Et le stigmatise davantage.

Pour protéger l'agent public, le médecin, de bonne foi, le met donc en « arrêt maladie ». Pour une maladie qui, en réalité, n'existe pas !

Pis encore, le médecin propose souvent à l'agent public agressé des médicaments anxiolytiques et/ou des antidépresseurs. Des substances chimiques habituellement, généralement, réservées à des cas pathologiques d'anxiété et de dépression. Tout en expliquant à l'agent : « C'est pour vous aider à passer le cap ; c'est pour mieux dormir. »

Cet endormissement artificiel est la seule solution, concrète et rapide, que ce médecin serait habilité à soumettre à l'agent maltraité. Il veut mettre en hibernation son cerveau et son esprit. Il souhaite les mettre en pause. Pour combien de temps ? Mystère !

Or, ces substances chimiques ne sont pas sans conséquences néfastes pour l'agent. Connaissez-vous les effets indésirables potentiels de ces produits ? La liste est longue. Ces produits ne seraient-ils pas à l'origine de quelques cas de suicides ? Quand l'agent pourrait-il être sevré de la dépendance décrite avec ces médicaments ?

Etc.

Le suicide serait-il dû à la dépression ? Serait-il provoqué par ces médicaments ? Ou serait-il la conséquence des deux ?

L'agent se trouve ainsi embarqué dans une voie qu'il ne maîtrise pas ; et qu'il n'aurait jamais pensé devoir emprunter un jour pour avoir juste voulu respecter les règles de sa profession, obéir aux codes légaux de la République, et justifier son salaire.

En plus, ces produits lui collent l'étiquette : « déconnecté de la réalité » ! « Débranché » ! « Miroir éteint » ! Un étiquetage indélébile qui ne le quitterait plus.

Psychiatrisation des résistants et des dissidents ! Matérialisation de l'individualisme et de l'éclatement du collectif !

On propose à l'agent la fuite. On lui suggère de ne pas affronter la réalité. Mais, de toute façon, celle-ci ne manque pas de revenir au galop dès la première reconnexion. Dès la remise sous tension. Dès la fin de la pause. Dès le premier réveil. Dès la reprise du travail.

On propose une soumission chimique à l'agent cible pour l'aider à accepter l'inacceptable.

Il y a lieu de se demander si cette traditionnelle méthode ne chercherait pas à protéger plutôt les agresseurs. À les débarrasser du « mouton noir »...

Ce sommeil chimique ne résout pas le problème de fond. Il ne traite pas la cause de cette souffrance au travail. Il encourage les détracteurs à poursuivre leurs méthodes sur d'autres agents publics, en toute impunité. Il leur évite de se remettre en cause. Une telle remise en question ne serait, certes, pas leur point fort.

Des familles qui souvent éclatent...

Et le coût de tout cela pour la collectivité ? Pour le contribuable ?

Est-ce normal que les conséquences de cette maltraitance soient prises en charge par la caisse primaire d'assurance maladie, la « Sécu » ?

Pourquoi ne pas faire supporter ces charges et dépenses évitables par la structure qui tolère, en son sein, de tels agissements de harcèlement moral ?

De façon sournoise, d'arrêt maladie en arrêt maladie, l'agent est progressivement, insidieusement, poussé vers l'inaptitude professionnelle... Vers la sortie !

Les auteurs de ce « viol moral » sont finalement les gagnants.

Au lieu de leur prescrire ledit « arrêt maladie » en les « bourrant de médicaments : des poisons potentiels », pourquoi ne pas les aider à actionner le « droit de retrait » et la « protection fonctionnelle » ? Qui sont deux dispositions prévues dans le statut des agents publics...

Deux mesures qui obligeraient la structure responsable de ces agissements d'assumer les conséquences de ses actes. Et d'être en face de ces nombreux gâchis.

Enfin, posons-nous cette question : comment un hôpital public peut-il rendre ses propres agents malades alors que ces derniers sont censés soigner les malades ?

Comprenne qui pourra !

La prévention, une action en amont, à la source du mal, c'est pour quand ?

Telle est ma réflexion. Une proposition d'action effective que je soumets aux décideurs. À tort ou à raison. »

D'ailleurs, en 2013, parmi les commentaires reçus suite à la parution de mon premier roman[49], la lettre d'Adèle a une place particulière.

Adèle se livre :

« *Bonjour Monsieur Umlil,*
Votre roman m'inspire ces quelques mots.
Cordialement,
Adèle

J'ai lu Le Spectre de l'isotèle.
Quel titre !
Un titre qui intrigue.

---
[49] « Le Spectre de l'Isotèle ». Éditions Les 2 Encres, mai 2013.

Et c'est bien une intrigue qui débute par cette épigramme empreinte à la fois de combativité et d'une forme de fatalisme.

Luchar es mi destino.

Une destinée qui aurait pu être tout autre.

Qui aurait dû être tout autre.

Je disais donc que j'avais lu Le Spectre de l'Isotèle.

Je l'ai relu.

Pour bien comprendre.

Etre sûr que ce roman n'en est pas un.

Qu'il en a la structure et le style narratif.

Mais que la fiction n'est qu'apparente.

C'est bien un homme que l'on tente d'abattre.

Une vie que l'on ne répugne pas à vouloir briser.

Qui plus est devant tant de témoins.

Qui ne témoignent qu'indifférence, complaisance et feinte ignorance.

Sans sembler ressentir une once de culpabilité.

Et encore moins de honte.

Cette histoire appelle à s'interroger sur l'Institution.

Pas les institutions.

Mais bien l'Institution.

Si difficile à définir, à circonscrire.

Et pourtant tellement puissante.

L'Institution ne saurait être confondue avec

l'Organisation.

Elle la dirige.

Et s'appuie pour cela sur des relais internes.

Sur des relations extérieures.

Et sur la force de sa représentation aux yeux des membres de l'Organisation et des corps constitués.

L'Institution, à commencer par son niveau suprême, ne saurait être contestée.

Ses actions sont obligatoirement légitimes.

Elle ne peut saper les détenteurs d'une parcelle de pouvoir qui n'existent que par elle.

Et donc pour elle. Pour son existence.

Pour obtenir une reconnaissance.

Du moins le croient-ils.

Pour maintenir leur position au sein de l'Organisation.

Pour quelques prébendes.

Le livre est plein d'images, d'allusions.

Le style est celui des belles-lettres.

Il n'en demeure pas moins très fluide.

Incisif, aussi.

Au service d'une démarche exploratoire.

L'exploration d'un système qui conduit à une situation aberrante.

Une situation dangereuse pour le lanceur d'alerte et pour tous les citoyens qu'il entend protéger.

Des citoyens dont la sécurité ne semble préoccuper ni l'Institution ni les membres pourtant éclairés de l'Organisation.

Le style concourt à la puissance évocatrice de l'œuvre d'Amine Umlil.

Il sert un exposé rigoureux et circonstancié des faits blâmables, voire condamnables, et de comportements déviants.

Ce roman dérange.

Il met mal à l'aise le lecteur qui se dit : Qu'aurais-je pu faire si j'avais été la victime de l'Institution ? Qu'aurais-je pu faire si j'avais été témoin de l'opération de marginalisation du lanceur d'alerte ? Que pourrais-je faire pour éviter l'élimination du lanceur d'alerte alors que son seul tort est de vouloir protéger les citoyens et mettre fin à des pratiques nées de l'incompétence et de la suffisance de leurs auteurs et rendues possibles par la cupidité et la veulerie de leurs complices.

La victime, somme toute, de quelques hommes imbus de leur pouvoir supposé ou réel et en abusant.

Assurés de leur impunité, pensant, en dépit des leçons de l'Histoire, qu'une erreur ne saurait être collective.

Le Spectre de l'Isotèle ne peut que déranger.

Et heureusement.

Car trop peu de lanceurs d'alerte ont pu faire bouger les choses, apporter la sécurité aux citoyens ou la réparation quand il était trop tard.

Et ce fut au prix d'une médiatisation de leur

alerte. »

En août 2016, une députée lance une alerte ciblant les médicaments aromatisés. Il est, pour le moins surprenant, de découvrir dans la presse l'ampleur donnée à cette alerte. Celle-ci ferait comme si le pharmacien d'officine n'existait pas. Ce dernier délivrerait le médicament aromatisé en ne se fondant que sur le seul désir du patient. Cette alerte réduirait le pharmacien d'officine à un épicier.

Un arôme peut contribuer à améliorer l'acceptabilité d'un médicament. Il suffit de consulter la liste des excipients composant de nombreux médicaments. Ce n'est point une nouveauté.

Le risque ne se situe pas au niveau de l'arôme mais dans le mésusage du médicament, du bien-fondé de sa commercialisation et du conseil accompagnant sa dispensation par le pharmacien.

Cette alerte ne saurait constituer une priorité. En matière de risque médicamenteux, l'urgence me semble se situer ailleurs eu égard à ce que je viens de vous exposer.

En 2017, dans le domaine de la pharmacovigilance, je découvre une nouvelle plateforme du ministère de la santé. Une initiative qui me paraît inutile, nuisible et coûteuse.

Mon alerte, adressée à la direction de l'hôpital dans lequel j'exerce, date de 2014. Dès le début de la réflexion nationale sur les vigilances sanitaires, j'ai éclairé notre direction. En effet, le 19 juin 2014, j'écrivais :

« (…)

Cette coordination devrait se construire dans le sens suivant : de la base vers le sommet. De l'échelon local et territorial en remontant vers la strate régionale puis le niveau national…

L'expérience acquise à proximité directe du sujet devrait servir de fil conducteur à la construction du dispositif.

La documentation d'un cas signalé ne peut se faire de façon sérieuse, exhaustive et efficiente qu'au niveau local, à proximité directe du dossier et des praticiens en charge de ce dernier. La qualité des informations recueillies et transmises en dépend. Et cette qualité de l'information – remontée – conditionne directement celle de l'analyse, des conclusions et des décisions.

Cette remarque appelle à s'interroger également sur la qualité des informations qui sont envoyées directement par le patient lui-même. Ce dernier n'étant pas nécessairement un expert du domaine. L'accompagnement du patient est donc une question qui mériterait d'être soulevée.

(...)

Le signalement invite à organiser aussi les modalités qui permettent de garantir la sécurité, la confidentialité et l'anonymisation des données requises par le secret médical durant toutes les étapes du dispositif des vigilances sanitaires.

(...) »

Un message est envoyé au ministère de la santé. Le 1er juillet 2014, je reçois une réponse m'indiquant :

« *Nous avons bien reçu votre message. Il a été transmis à Madame la Ministre.* »

Puis, plus rien.

Finalement, le ministère de la santé, lui, adopte une démarche inverse. Par hasard, j'apprends l'existence de ce nouveau portail censé recueillir les signalements des effets indésirables présumés d'origine médicamenteuse.

Une dilution, une noyade, des signaux importants pointe à l'horizon. Désormais, n'importe qui peut déclarer un effet indésirable en l'imputant à tel ou tel médicament.

Il suffit qu'une personne se connecte à Internet pour accéder à cette plateforme.

Prenons l'exemple d'un décès qui survient dans un établissement de santé. Un membre de la famille peut déclarer ce décès via cette plateforme sans même informer le médecin qui suivait le patient décédé. La direction de l'établissement aussi ne sera pas informée.

À cette étonnante méthode s'ajoute le fait que, depuis peu et avant la mise en place de cette plateforme, « *tout* » effet indésirable doit être déclaré. Alors qu'auparavant, l'obligation réglementaire de signalement ne concernait que les effets indésirables « *graves* » et/ou « *inattendus* ».

Le même effet indésirable peut alors être déclaré par différents moyens et auprès de plusieurs organes. Des doublons...

Cette orientation prise ne peut que conduire à la dilution des signaux importants. Les cas graves et/ou inattendus peuvent être noyés dans une masse d'informations transmises sans contrôle préalable.

La qualité de ces données interroge.

Le secret professionnel, médical, pourrait être malmené.

Une expérience menée par des journalistes illustre cette crainte :

« *En deux clics, Le Figaro*[50] *a d'ailleurs réalisé trois fausses déclarations. Penelope Prisma (nom fictif) âgée de 22 ans a ainsi utilisé un gel douche à l'abricot causant des démangeaisons, a mal été prise en charge à l'hôpital (sans même préciser lequel), et enfin, s'est vue saigner du nez après avoir pris de la*

---
[50] Article publié le 14 mars 2017.

Thalidomide, une vieille molécule utilisée dans les années 1950-1960 comme anti-nauséeux, responsable de malformations importantes et aujourd'hui réservée aux prescriptions hospitalières. Sera-t-elle prise en compte ? En tout cas elle encombre le système. »

Cet article de presse indique aussi et notamment :

— *« Les pharmacovigilants avaient prévenu : ce sera une « usine à gaz » » ;*

— *« Pour la modique somme de deux millions d'euros, (...) [la ministre de la santé] a créé... »* cette plateforme ;

— *« Le gouvernement de l'époque [2009-2011] avait un peu triché en matière de communication pour dire que cette réglementation intervenait dans le cadre de l'après-Mediator » ;*

— *« La plateforme permet également des déclarations anonymes » ;*

— *« La base nationale de pharmacovigilance va ainsi être polluée » ;*

— *« On appauvrit le système déjà existant en créant un outil qui ne servira à rien à part générer des faux bruits concernant des effets indésirables qui n'en seraient pas » ;*

— *« (...) ».*

D'une incontestable sous-notification des effets indésirables graves et/ou inattendus, la pharmacovigilance semble être entraînée vers la voie d'une sur-notification de tout effet indésirable par n'importe qui.

Dans le même temps, certains se plaignent d'un manque de moyens en pharmacovigilance.

Une déclaration de pharmacovigilance ne se limite pas à un simple signalement administratif. Elle nécessite la transmission d'un dossier bien documenté et médicalement validé. Cela contribue à la qualité et à la puissance des études notamment épidémiologiques qui pourraient être effectuées ultérieurement. Parfois, plusieurs mois sont nécessaires pour pouvoir documenter valablement un dossier.

Par ces motifs non exhaustifs, l'arrêt de cette plateforme, notamment, me semble être une action envisageable et dans les meilleurs délais.

Le 5 juillet 2017, finalement, l'ANSM (agence nationale de sécurité du médicament) lève la suspension du médicament Docétaxel et s'oriente vers l'encadrement des pratiques. Elle publie un communiqué sous le titre : *« Docétaxel : levée de la recommandation d'éviter son utilisation dans le cancer du sein et renforcement de l'encadrement des pratiques. »*

Le journal *Ouest-France* publie alors deux articles en date du 6 et du 7 juillet 2017. Le premier est intitulé : *« Le Dr Umlil, pharmacien, avait alerté sur le docetaxel »*. Le second est titré : *« Docetaxel : le pharmacien doutait de la suspension »*.

La situation de ce médicament a, en effet, déjà été évoquée à trois reprises sur le site du CTIAP[51], mon second blog :

— *« Récents décès présumés liés au Docétaxel : a-t-on pensé à l'hypothèse d'un effet rémanent d'un autre médicament pris avant le Docétaxel ? »* ; le 30 mars 2017

— *« Un décès sous Docétaxel : ce que l'ANSM ne dit pas encore »* ; le 4 mai 2017

— *« « Affaire Docétaxel » : la direction du centre hospitalier de Cholet a transmis notre alerte à l'ANSM »* ; le 15 juin 2017

Il y a quelques mois, trois décès ont été notifiés à la pharmacovigilance suite à l'administration d'un protocole à base de cyclophosphamide (ENDOXAN®). Le mystère était resté entier. Mais, récemment, une source me permet de lire que *« l'accident »* serait *« de type « aléa thérapeutique » lié à l'association décalée dans le temps de deux produits ayant conduit à une cardiotoxicité aiguë non identifiée jusque-là à son juste niveau de dangerosité par la communauté scientifique internationale. »* Ces

---

[51] CTIAP : centre territorial d'information indépendante et d'avis pharmaceutiques (http://ctiapchcholet.blogspot.fr/)

décès seraient donc liés à une interaction médicamenteuse. Un nouvel exemple qui rappelle le raisonnement proposé suite aux récents décès de patients ayant été traités par le docétaxel (TAXOTERE®).

En 2017, des femmes semblent avoir été surprises par des effets indésirables du médicament MIRENA® (lévonorgestrel). Ce produit est un dispositif intra-utérin (DIU), alias stérilet. C'est un moyen de contraception qui couvre une période de 5 ans. Il peut être une alternative éventuelle chez les femmes qui supportent mal des DIU au cuivre.

Ces femmes dénoncent un manque d'informations sur ces effets indésirables qui seraient imputables au MIRENA®. Depuis quelques semaines, leurs réclamations sont relatées notamment par plusieurs articles de presse et dans les réseaux sociaux. Une association aurait été créée pour alerter sur ces risques. Cette situation a déclenché un communiqué de l'ANSM (agence nationale de sécurité du médicament) en date du 12 mai 2017.

La majorité des effets indésirables dénoncés sont déjà indiqués notamment dans le résumé des caractéristiques du produit (RCP) version VIDAL® 2017.

Il revient aux professionnels de santé concernés d'informer, dès la prescription et lors de la dispensation, les femmes souhaitant ce type de contraception. Par ailleurs, une surveillance s'impose après la pose du dispositif intra-utérin et invite à la déclaration, en pharmacovigilance, des effets indésirables constatés.

Il y a lieu de rappeler aussi que ce n'est pas parce qu'un effet indésirable est décrit dans une liste et que la femme présente cet effet, que le médicament est forcément, et systématiquement, à l'origine de cet effet.

L'analyse de l'ensemble du dossier (antécédents, pathologies, médicaments associés, examens clinique et biologique, etc.) est nécessaire. L'imputabilité d'un effet indésirable à un médicament requiert plusieurs critères. C'est le rôle de la pharmacovigilance.

Certains signalements ont été effectués via ladite nouvelle plateforme du ministère de la santé.

Mais, attendons la suite.

Concernant l'affaire du LÉVOTHYROX®, plusieurs hypothèses peuvent être avancées pour tenter d'expliquer la situation actuelle observée en France : une mauvaise qualité des études de bioéquivalence ; une mauvaise gestion de la période de transition entre l'ancienne et la nouvelle formule ; des attaques de panique ; un effet *nocebo* ; l'ajout de l'acide citrique ; une surconsommation de ce médicament...

Une série d'articles de presse destinés au grand public alertent sur des effets indésirables qui seraient imputables à la nouvelle composition du LÉVOTHYROX® (lévothyroxine).

Et si l'explication se trouvait plutôt dans la base de données de pharmacovigilance de l'OMS (organisation mondiale de la santé) ? En effet, sans son numéro 2 du mois d'avril de cette année 2017, la *WHO Pharmaceuticals Newsletter* publie un article[52] sous le titre : « *Panic attacks with levothyroxine* » *(Dr G Niklas Norén and Birgitta Grundmark, Uppsala Monitoring Centre)*. Cet article émet donc un *« signal »*. Un signal important eu égard notamment au contexte actuel en France. Le centre de pharmacovigilance d'Uppsala y analyse ainsi 187 observations relatives à ces attaques de panique (« *panic attacks* »), des effets indésirables qui seraient imputables au principe actif lui-même : la lévothyroxine (LÉVOTHYROX® ou autre). Et non pas aux excipients. Ces observations sont enregistrées dans la base de données de pharmacovigilance de l'OMS (VigiBase®). Les

---

[52] Dr G Niklas Norén and Dr Birgitta Grundmark, Uppsala Monitoring Centre « Panic attacks with levothyroxine » WHO Pharmaceuticals Newsletter 2017 ; 2 : 23-25.

symptômes décrits sont proches de ceux de l'anxiété. Ils rappelleraient les effets indésirables dont se plaignent actuellement certains patients en France. Ces symptômes sont des prodromes annonciateurs d'une attaque de panique chez certains patients prédisposés. Dans plusieurs cas décrits dans ces observations, le lien entre la lévothyroxine et ces effets indésirables n'a pas été identifié. Ce qui a prolongé la dégradation de la qualité de vie des patients. Certains malades ont même arrêté la prise de lévothyroxine malgré le désaccord des soignants (ce que nous déconseillons en règle générale) : un soulagement est alors noté. Dans plusieurs cas, ces effets indésirables ont disparu après une réduction des doses ou après un arrêt temporaire du traitement. Chez plusieurs patients, ces effets indésirables sont réapparus après la réintroduction de la lévothyroxine. Parfois, les concentrations du médicament dans le sang étaient dans la zone thérapeutique recommandée. Les cas notifiés proviennent des pays suivants : États-Unis d'Amérique, Pays-Bas, Royaume-Uni, Allemagne, Canada, Italie, Suède, Autriche, Suisse, Danemark, Norvège et Espagne. En France, dans le RCP (résumé des caractéristiques du produit) du VIDAL® version 2017 des spécialités pharmaceutiques commercialisées à base de lévothyroxine, ces effets indésirables (attaques de panique) ne sont pas mentionnés. D'où l'importance d'informer les patients et les professionnels de santé.

La lévothyroxine est un médicament à marge thérapeutique étroite avec une demi-vie d'environ 7 jours. Les conséquences de ces notions de « *marge thérapeutique* » et de « *demi-vie* », notamment, sont expliquées, de façon simple, dans mon livre paru en juin 2016[53]. Brièvement, rappelons qu'un médicament à « *marge thérapeutique étroite* » peut produire une toxicité ou devenir inefficace suite à une faible variation de la concentration dans le sang ; et que plus la demi-vie est élevée, plus il faut du temps pour obtenir un équilibre du traitement. Ce type de médicament appelle une adaptation posologique précise, fine et individualisée qui s'accompagne d'une surveillance clinique et biologique étroites.

Le mystère pourrait aussi se localiser dans le citron. Ce dernier permettrait, en outre, de faire quelques économies. Comme tout médicament, la spécialité LÉVOTHYROX® est composée d'un principe actif (lévothyroxine) et des excipients. La nouvelle composition a introduit un nouvel excipient : l'acide citrique anhydre. Le directeur de l'ANSM (agence nationale de sécurité du médicament) a déclaré que « *l'acide citrique c'est du citron* ». Une

---

[53] « Ce que devient le médicament dans le corps humain. Conséquences en matière de soins ». Éditions BoD, juin 2016.

déclaration qui semblait anodine dans sa bouche : le citron serait banal. Mais, il ignorerait, peut-être, l'hypothèse qui surgit dans ces conditions. Il est admis que le citron vert, tout comme le pamplemousse, l'orange amère ou de Séville, a un effet « *inhibiteur enzymatique* ». Comme déjà expliqué notamment à la page 36 du livre « *Ce que devient le médicament dans le corps humain. Conséquences en matière de soins* »[54], et à l'inverse d'un « *inducteur enzymatique* » comme le millepertuis, un produit « *inhibiteur* » enzymatique inhibe l'activité de certaines enzymes du foie. L'activité de ces enzymes diminue. L'usine métabolique de l'organisme est ralentie voire à l'arrêt. Le médicament, associé à cet inhibiteur, est alors transformé de façon plus lente. Ce médicament conserve son efficacité pendant une période supérieure à la durée voulue. Cette augmentation de l'efficacité peut conduire au surdosage. Mais, une solution existe : adapter la posologie du médicament. La dose est diminuée lors de l'introduction de l'inhibiteur ; et elle est augmentée après l'arrêt de cet inhibiteur. La première question est donc : cet effet inhibiteur du citron est-il dû à l'acide citrique (que l'on extrait de ce citron) ? Si la réponse est affirmative, la nouvelle formule du

---

[54] « Ce que devient le médicament dans le corps humain. Conséquences en matière de soins ». Éditions BoD, juin 2016.

LÉVOTHYROX® contiendrait alors, intrinsèquement, un inhibiteur enzymatique. Elle deviendrait le siège d'une potentielle et permanente interaction entre la lévothyroxine, un médicament à marge thérapeutique étroite, et l'acide citrique. Ce nouvel excipient agirait donc, non pas au niveau de l'absorption digestive de la lévothyroxine mais, lors de la troisième phase de la pharmacocinétique[55] : celle du métabolisme (dégradation ralentie de la lévothyroxine). L'élimination de la lévothyroxine se trouverait ainsi freinée ; ce qui conduirait à une accumulation du médicament dans l'organisme. Rappelons qu'il est aussi admis que l'effet de cette lévothyroxine diminue avec certains médicaments « *inducteurs* » enzymatiques (qui produisent l'effet inverse des inhibiteurs enzymatiques). Si la lévothyroxine est influencée par un inducteur enzymatique, ne pourrait-elle pas l'être aussi par un inhibiteur enzymatique tel que le citron (acide citrique) ?

Lorsque dans la même spécialité, un principe actif est associé, de façon fixe, à un excipient inhibiteur enzymatique, la tentation est grande de vouloir prévoir les conséquences de cette interaction : il suffirait de diminuer la quantité du principe actif et de compter sur

---

[55] Pharmacocinétique : s'intéresse au devenir du médicament dans l'organisme. C'est ce que l'organisme fait au médicament. Alors que la pharmacodynamie étudie ce que le médicament fait à l'organisme.

l'excipient inhibiteur enzymatique pour « booster » l'activité de ce principe actif. Avec cette astuce, le laboratoire pharmaceutique pourrait ainsi anticiper un surdosage tout en générant des économies. La deuxième question est donc : l'acide citrique aurait-il conduit à diminuer la quantité de la lévothyroxine dans le nouveau LÉVOTHYROX® ? Ce raisonnement conduit alors à s'interroger sur la qualité du rapport : quantité de lévothyroxine/quantité d'acide citrique. Ce rapport est-il optimum ?

N'oublions pas, non plus, les variations métaboliques, d'ordre physiologique et/ou pathologique, inter- et intra-individuelles. Il est également utile de questionner les études de pharmacodynamie[56] et pas seulement de pharmacocinétique ainsi que la relation pharmacocinétique – pharmacodynamie chez les volontaires sains mais aussi chez les malades (patients de la « vraie vie »).

Enfin, tous les traitements instaurés, à base de lévothyroxine seraient-ils justifiés ? Est-il judicieux de mettre en route un traitement pour toute variation d'un marqueur, et à vie ?

Pourrait-on se diriger, un jour, vers un

---

[56] Pharmacodynamie : ce que le médicament fait à l'organisme. Alors que la pharmacocinétique étudie ce que l'organisme fait au médicament.

nouveau « *scandale* » sanitaire dans le domaine des médicaments dérivés du sang (MDS) ? Des médicaments importés seraient moins contrôlés. Une concurrence déloyale, avec des multinationales privées étrangères, mettrait en difficulté un laboratoire national français entièrement public. Cette situation serait la conséquence d'une directive européenne « médicament ». Les hôpitaux français ont pourtant le pouvoir de choisir. En effet, un hôpital français a, non seulement la possibilité mais également, l'obligation de choisir le médicament le mieux contrôlé. Il doit raisonner en « *mieux* disant » et non pas en « *moins* disant ».

Par ailleurs, un récent documentaire sur « *le business du sang* » a été diffusé sur la télévision française en 2017. Il montre notamment qu'un « *don* » (rémunéré) du sang permettrait aux donneurs (pauvres) de se procurer de la drogue, de payer les factures, etc. L'interrogatoire du donneur serait effectué par un robot. Des interrogations restent donc en suspens sur l'origine notamment de certains médicaments dérivés du sang (MDS) qui arrivent sur le marché européen et donc français. Ce documentaire ne m'a pas laissé indifférent. Mon alerte récolte un message d'une biologiste chef de service. Le 12 avril 2017, elle m'écrit :

« *Bonjour Amine,*

Je te remercie de cette alerte.

J'ai regardé le reportage sur ARTE (ainsi que les biologistes [du service]*). J'ai été stupéfaite et écœurée des pratiques d'(...)* [du laboratoire concerné]*.*

Sois assuré de notre vigilance...
Bien cordialement. »

Chaque établissement de santé, notamment, devra être vigilant lors du référencement des médicaments dont l'utilisation est recommandée en son sein.

Peu de temps après le début de la rédaction de ce rapport qui vous est destiné, je découvre ce qui semble se profiler en matière vaccinale : un projet de *« cocktail »* vaccinal obligatoire en France.

Ce projet devrait-il, lui aussi, être considéré comme prioritaire eu égard à ce que je viens de vous présenter ?

Le gouvernement envisage de rendre obligatoire *« onze »* vaccins. Les auteurs, à l'origine d'une telle décision, pourraient-ils tenir le même discours en cas de risque d'engagement de leurs responsabilités personnelles, pénales et/ou civiles ?

Les enfants seront inclus, de force, sans le consentement libre et éclairé de leurs parents, dans ce qui pourrait être considéré, là encore, comme un essai clinique grandeur nature, sauvage, qui s'affranchit de l'avis des CPP (comités de protection des personnes), alias CPPRB (comité consultatif de protection des personnes dans la recherche biomédicale).

Quels seront notamment les effets à long terme de l'association de ces 11 vaccins administrés en masse, chez une large population ?

C'est une main courante que je vous adresse. C'est une alerte.

Il ne s'agit, en aucun cas, d'une question personnelle.

Il ne s'agit pas de remettre en cause la vaccination.

Il ne s'agit pas de stigmatiser l'industrie pharmaceutique et les praticiens qui collaborent avec ces laboratoires pharmaceutiques. Mes écrits, déjà publiés, attestent du rejet que j'exprime envers cette mise à l'index, systématique, des seuls fournisseurs des médicaments.

Mais, un vaccin a, comme tout médicament, un rapport bénéfice/risque qui s'appréhende au niveau de la population, mais aussi à l'échelon individuel. Ce rapport évolue. Il faudrait accepter de discuter, sereinement et durant toute la vie d'un produit, de ces deux facettes inséparables. C'est le propre du médicament. C'est le fondement même de la pharmacovigilance.

Le *« pays de Pasteur »* et notre domaine d'activité, relatif au médicament notamment, nous mettent à l'abri de toute position dogmatique. Cette dernière aurait été d'ailleurs un obstacle à toute découverte scientifique telle que celle de la vaccination ou de l'antibiothérapie. Le dogme voudrait figer le rapport bénéfice/risque de tel ou tel médicament, en l'espèce de tel ou tel vaccin.

Le 22 juin 2006, il y a donc plus de dix ans, le comité consultatif national d'éthique pour les sciences de la vie et de la santé a, dans son *« avis n°92 sur le dépistage de la tuberculose et la vaccination par le BCG »*, envisagé une évolution de la politique de lutte contre la tuberculose. Ce document s'interroge sur notamment la *« suppression du caractère obligatoire de la vaccination des enfants par le BCG pour la réserver aux seules populations à risque »*.

Discuter de la place d'un vaccin est donc permis.

Il y a des vaccins utiles. D'autres appellent des interrogations.

Des patients imputent des effets indésirables graves à certains vaccins. C'est un fait.

Même la cour de cassation doute. Un doute qui lui a permis de soumettre des questions préjudicielles (de droit) à la cour de justice de l'union européenne (CJUE).

Le gouvernement prend cette décision alors même que la CJUE a rendu sa réponse dans un arrêt[57] du 21 juin 2017. Désormais, l'absence de certitude scientifique n'est plus un obstacle pour établir un défaut d'un vaccin et le lien de causalité entre l'administration de ce vaccin et la survenue d'un effet indésirable. Une simple présomption pourrait suffire. Désormais, en l'absence de consensus scientifique, il suffit à la victime de démontrer l'existence d'*« indices graves, précis et concordants »*. Dans cette affaire *(N.W e.a. c/Sanofi Pasteur e.a. ; affaire C-621-15)*, ces indices, souverainement appréciés par le juge du fond, sont *a priori* au nombre de trois :

— Une proximité temporelle entre l'administration d'un vaccin et la survenance d'une maladie. C'est l'imputabilité chronologique utilisée en pharmacovigilance ;

— L'absence d'antécédents médicaux personnels et familiaux, en relation avec cette maladie ;

— L'existence d'un nombre significatif de cas répertoriés de survenue de cette maladie à la suite de telles administrations. Autrement dit, il s'agit du critère bibliographique retenu en pharmacovigilance.

En réalité, cet arrêt de la CJUE du 21 juin

---

[57] Arrêt CJUE du 21 juin 2017 (N.W e.a. c/Sanofi Pasteur e.a. ; affaire C-621-15.

2017 vient confirmer la position de la cour de cassation adoptée depuis son revirement de 2008 *(Cass.civ. 1ère, 22 mai 2008, n°05-10.593)*. La causalité juridique ne se confond plus avec certitude scientifique. La cour de cassation s'approche ainsi de la position du juge administratif qui, depuis 2007, retient cette présomption en considérant que le lien entre la vaccination et la maladie est acquis lorsque la survenance des symptômes apparaît à « *bref délai* » après la vaccination (*Conseil d'État (CE), 9 mars 2007, nos 267635, 278665, 283067 et 285288)*.

En 2011, dans un arrêt important largement publié, concernant le domaine des champs électromagnétiques émis par une ligne à très haute tension qui traversait les terres d'un exploitant agricole (ce dernier imputait à ces champs électromagnétiques les problèmes sanitaires rencontrés par les animaux de son élevage), la cour de cassation n'exige pas, non plus, une preuve scientifique mais simplement des « *présomptions graves, précises, fiables et concordantes* » :

« *Mais attendu qu'ayant énoncé à bon droit que la charte de l'environnement et le principe de précaution ne remettaient pas en cause les règles selon lesquelles il appartient à celui qui sollicitait l'indemnisation du dommage à l'encontre du titulaire de la servitude d'établir que ce préjudice était la conséquence directe et certaine de celui-ci et que cette démonstration, sans exiger une preuve scientifique, pouvait résulter de présomptions graves, précises, fiables et concordantes (...) »*[58].

La justice semble avoir entendu les réclamations des patients.

Lors d'un débat à la radio portant sur la question *« Faut-il rendre 11 vaccins infantiles obligatoires ? »*, une députée interroge une *« experte »* sur ses *« conflits d'intérêts »*. Cette experte se présente comme étant la coordinatrice du réseau national de recherche clinique en vaccinologie Cochin-Pasteur. Cette experte répond : *« Les conflits d'intérêts c'est pas le problème ici »*. Mais, la député insiste et finit par obtenir la réponse. C'est pour le moins instructif.

Au lieu de résister, cette experte aurait dû déclarer *« ses conflits d'intérêts »* spontanément. La loi l'oblige à le faire. L'article L.4113-13 du code de la santé publique dispose en effet :

« Les membres des professions médicales qui ont des liens avec des entreprises et établissements produisant ou exploitant des produits de santé ou avec des organismes de conseil intervenant sur ces produits sont tenus de faire connaître ces liens au public lorsqu'ils s'expriment sur lesdits produits lors d'une

---

[58] Cass. civ. 3ème, 18 mai 2011, FS-P+B, n°10.17.645.

manifestation publique, d'un enseignement universitaire ou d'une action de formation continue ou d'éducation thérapeutique, dans la presse écrite ou audiovisuelle ou par toute publication écrite ou en ligne. Les conditions d'application du présent article sont fixées par décret en Conseil d'État.

Les manquements aux règles mentionnées à l'alinéa ci-dessus sont punis de sanctions prononcées par l'ordre professionnel compétent. »

Le 3 décembre 2016, des médecins indépendants du « Formindep » se sont exprimés. Dans un article intitulé *« Concertation nationale sur la vaccination : l'obligation, c'est la décision éclairée »*, ils relèvent un *« fiasco déontologique »*, un *« fiasco scientifique »* et un *« fiasco démocratique »*. Ils soutiennent que *« le rapporteur a ici clairement trahi son mandat en substituant à l'avis du public et des deux jurys un avis diamétralement opposé »*. Ils concluent qu'*« avec de tels défenseurs, la vaccination n'a hélas pas besoin d'ennemis »*.

Le 29 juin 2017, une réponse a été adressée au journal *Le Parisien*. Ce dernier publie deux articles à la suite. Le premier, intitulé *« 200 grands médecins s'engagent en faveur de la vaccination obligatoire »*, date du 28 juin 2017. Le second, titré *« Pourquoi ces 200 médecins disent oui aux vaccins obligatoires »*, est publié le lendemain. À ce jour, il ne me semble pas que cette réponse ait été publiée par ce même journal pour que le débat public puisse se dérouler de façon utile et contradictoire.

Quels sont les critères qui permettent à ce journal de qualifier un médecin de « *grand* » ? Avec insistance, il décrit les signataires de cette pétition comme étant des « *grands* » médecins ou ayant exercé de « *hautes* » responsabilités. Mais, une célébrité médicale ou pharmaceutique devrait-elle constituer un critère d'évaluation du rapport bénéfice/risque d'un médicament ?

Le « *petit* » citoyen, lui, risque de ne pas comprendre.

Serait-il possible de connaître les éventuels liens et conflits d'intérêts des auteurs de cette tribune ? Serait-il possible que ces « dieux de la médecine » nous listent les effets indésirables de ces vaccins qu'ils veulent rendre obligatoires ? Toutefois, d'autres « *grands* » médecins manquent à cet appel.

Le patient ne devrait-il pas être informé de ces effets indésirables même ceux qui sont considérés comme rares ?

Il y a quelques années, j'avais assisté à une réunion au sein de l'Afssaps (agence française de sécurité sanitaire des produits de santé)[59] durant laquelle tous les experts n'étaient pas d'accord

---

[59] Actuellement ANSM (agence nationale de sécurité du médicament).

sur la position à adopter vis-à-vis de la vaccination contre l'hépatite B. J'en suis sorti troublé et envahi de doute.

Que penser de ce courrier de l'Assurance Maladie qui présente le vaccin contre la grippe comme étant « *sans danger* ». L'information ne devrait-elle pas être équilibrée : présenter le bénéfice mais aussi les risques connus ?

Cette idée de rendre ces vaccins obligatoires serait-elle liée à une affaire de rupture de stock du vaccin obligatoire dirigé contre la diphtérie, le tétanos et la poliomyélite (DTP) ? C'est l'idée qui se dégage en lisant un article publié, le 16 juin 2017, dans le journal *Le Monde* :

« *Si la nouvelle ministre* [de la santé] *prend position aussi rapidement sur cette question sensible, c'est en raison du calendrier très serré imposé par le Conseil d'État. Saisie par une association de promotion des « médecines naturelles », la plus haute juridiction administrative avait enjoint en février au gouvernement de prendre des mesures pour rendre disponibles d'ici au 8 août les trois vaccins obligatoires (DTP), introuvables depuis 2008 sans être associés avec d'autres. Une mise sur le marché impossible dans un délai aussi serré, avaient fait valoir les laboratoires pharmaceutiques, pour qui la mise au point d'un nouveau vaccin DTP prendrait une « dizaine* d'années ». Dès lors, l'alternative de (...) [la ministre de la santé] *était simple : lever l'obligation vaccinale par décret ou demander aux députés d'étendre les obligations vaccinales, afin que celles-ci correspondent aux vaccins disponibles sur le marché. C'est la solution préconisée par (...) la prédécesseure de (...)* [la ministre de la santé]... ».

Ce qui pourrait expliquer aussi pourquoi Madame la ministre de la santé envisagerait de rendre obligatoire ces 11 vaccins uniquement *« pour une durée limitée, qui pourrait être de cinq à dix ans »*. Pourquoi une durée limitée si ces vaccins présentent une réelle protection de la santé publique ? Pourquoi ne pas avoir réagi dès cette année *« 2008 »* pour contraindre les laboratoires pharmaceutiques à remettre sur le marché le vaccin DTP ?

Par ailleurs, il est étonnant de lire des arguments tels que celui consistant à dire : « *On se vaccine aussi pour les autres* ». Lorsque dans le même temps et par exemple, l'urgence sanitaire que je viens de vous décrire (20 000 morts par an liés aux médicaments) n'est toujours pas érigée en grande cause nationale ; lorsque la loi ne permet toujours pas de poursuivre un chauffard pour homicide d'un fœtus, etc.

Je ne pense pas me tromper beaucoup en disant qu'infantiliser et culpabiliser les *« petits »* parents, qui seraient des ignorants, ne seraient pas la meilleure des méthodes pour convaincre de l'utilité d'une vaccination. Que doivent répondre ces parents à leur enfant qui pourrait développer un effet indésirable grave suite à ces vaccinations ?

La réputation des vaccins utiles aurait, peut-être, été malmenée aussi par la mise sur le marché de certains vaccins insuffisamment évalués et dont l'intérêt pourrait être discutable.

Une personne serait-elle toujours libre et aurait-elle toujours le droit de disposer de son corps ?

En matière de médicament, il me semble que la prescription devrait être basée sur une évaluation individuelle du rapport bénéfice/risque.

Un produit réputé « *défectueux* », selon les juges, devrait-il continuer à être commercialisé au motif que le risque pour la santé n'est pas prouvé scientifiquement ? Rendre un vaccin, tel que celui contre l'hépatite B, obligatoire ne pourrait-il pas faire basculer la responsabilité du laboratoire pharmaceutique vers celle de l'État (solidarité nationale) ? Le fabricant serait alors doublement gagnant : il vend, de force, son « *cocktail* » tout en étant protégé juridiquement.

Il reste à attendre d'une part la décision définitive du gouvernement, et d'autre part la place que les juridictions françaises réserveront à la position adoptée récemment par la CJUE en date du 21 juin 2017 *(N.W e.a. c/Sanofi Pasteur e.a. ; affaire C-621-15).*

Concernant la définition de la notion de « *défaut* », du vaccin notamment, au sens de la directive 85/374/CEE du Conseil (du 25 juillet 1985, relative au rapprochement des dispositions législatives, réglementaires et administratives des États membres en matière de responsabilité du fait des produits défectueux), la CJUE rappelle :

« *Ainsi qu'il ressort de l'article 6, paragraphe 1, de ladite directive, est défectueux un produit qui n'offre pas la sécurité à laquelle on peut légitimement s'attendre compte tenu de toutes les circonstances et, notamment, de la présentation de ce produit, de l'usage de celui-ci qui peut être raisonnablement attendu et du moment de sa mise en circulation.*

Conformément au sixième considérant de la même directive, il convient d'effectuer cette appréciation au regard des attentes légitimes du grand public. »

En espérant que ces quelques arguments, non exhaustifs, pourront vous permettre de douter, vous aussi, avant de précipiter notamment une génération d'enfants vers une voie dont l'issue ne serait pas vraiment maîtrisée.

Et que penser de l'initiative de ce laboratoire pharmaceutique, fournisseur d'un vaccin antigrippal pour la saison 2017-2018, qui propose, dans un courrier daté du 24 août 2017, un *« badge identifiant les personnes vaccinées incitant les autres à en faire de même »* ? La cible de ce laboratoire serait le personnel soignant.

Pourrait-on voir un jour des badges du type *« je suis séropositif »*, *« je suis alcoolique »*, *« je suis médecin et ne me lave pas les mains entre deux patients »*, *« je suis déprimé »*, etc., *« mais, je vous soigne malgré tout »* ?

Ce courrier, signé par un *« Docteur en pharmacie et Directeur Marketing Ventes Hôpital »*, ne semble évoquer aucun risque d'effets indésirables. Ces derniers sont pourtant bien mentionnés notamment dans la rubrique *« effets indésirables »* du RCP (résumé des caractéristiques du produit) version VIDAL® 2017. Ce manquement, générant un déséquilibre de l'information, deviendrait de nos jours la règle.

Les professionnels de santé non vaccinés, sans doute pour des raisons valables, se trouveraient ainsi mis à l'index et discriminés. Ce qui risquerait de créer le trouble aussi bien au sein des équipes soignantes qu'entre patients et soignants.

Par ailleurs, recourir à ce type d'artifices ne signerait-il pas, presque mécaniquement, une reconnaissance de son incapacité à convaincre, par des preuves *ad hoc* une partie pourtant éclairée de la population, du réel intérêt de ce vaccin antigrippal qu'un professionnel de santé devrait s'injecter annuellement durant toute sa vie ?

Si la santé des français intéresse à ce point le gouvernement, pourquoi ne pas légiférer aussi dans le sens suivant : *« Les conséquences du tabac, de l'alcool, des drogues, etc. ne pourront plus être prises en charge par la solidarité nationale pour toute personne née à compter du 1er janvier 2018 »* ?

Pourquoi continuer d'ignorer aussi la situation des personnes âgées dont les ordonnances comportent un nombre important de médicaments ?

Dans le tome 1 de la collection *« Connaître le médicament »* intitulé *« Ce que devient le médicament dans le corps humain. Conséquences en matière de soins »*, j'évoque la question de l'individualisation des traitements. Il est fait référence notamment à la pharmacocinétique de population et à la pharmacogénétique. Sans doute, deux disciplines d'avenir.

Prenons un exemple dans le domaine de la pharmacogénétique. Les anticoagulants oraux anti-vitamine K (AVK) figurent parmi les premières causes de l'iatrogénèse médicamenteuse en France en raison notamment d'un risque hémorragique majeur. Des effets indésirables graves imputables aux AVK sont toujours observés et notifiés en pharmacovigilance. La gestion d'un traitement par AVK semble difficile. Il existe une grande variabilité entre les individus dans la réponse aux AVK qui serait, en partie, expliquée par des facteurs notamment génétiques. Le cytochrome P450 2C9 (CYP2C9) est l'enzyme majoritairement responsable de leur élimination. La sous-unité 1 du complexe vitamine K époxyde réductase (VKORC1), enzyme clé du cycle de la vitamine K, constitue la cible pharmacologique des AVK. Des mutations rares dans le gène VKORC1 pourraient expliquer des cas de résistance aux AVK. Des polymorphismes génétiques fréquents du CYP2C9 et de VKORC1 sont décrits comme associés à un risque plus élevé de surdosage et à une diminution des doses à l'équilibre. Le génotypage des malades avant la mise en route d'un traitement, en aidant à la définition des doses à utiliser, pourrait-il participer à la prévention du risque d'effets indésirables liés aux AVK ? La pharmacogénétique, nouvelle branche de la pharmacologie clinique, semble s'intéresser à cette question. Cette discipline est définie comme étant l'étude de la variabilité interindividuelle de la séquence de notre ADN (acide désoxyribonucléique) génomique responsable d'une variabilité de réponse à certains médicaments. Elle vise à identifier les sujets non-répondeurs à un médicament, ceux présentant un risque de survenue d'un événement indésirable pour tel ou tel médicament, et s'attache à prévoir la dose la plus adaptée à chaque individu pour un médicament donné. Elle semble avoir la même finalité que la pharmacovigilance : l'amélioration du rapport bénéfice/risque d'un médicament. D'ailleurs, un article[60] a été publié en 2009. Cette stratégie mériterait donc d'être évaluée d'autant plus qu'elle est aussi à l'étude pour la gestion d'autres traitements comme les anti-agrégants plaquettaires ou les anti-hypertenseurs. Le champ de la pharmacogénétique s'est également étendu aux cibles des médicaments notamment dans le domaine de la cancérologie.

Des patients, traités par capécitabine (XELODA®), engagent leur pronostic vital parce qu'ils sont notamment déficients en une enzyme

---

[60] « Estimation of the Warfarin Dose with Clinical Pharmacogenetic Data » in The New England Journal of Medicine (N Engl J Med 2009 ; 360 : 753-64).

particulière dite « *DPD* ». Un dépistage, réalisé avant l'instauration de ce traitement, pourrait pourtant prévenir une telle issue fatale.

La capécitabine (XELODA®) est un médicament anticancéreux administré par voie orale. C'est une pro-drogue inactive d'un autre médicament anticancéreux : le 5-fluoro-uracile (5-FU). C'est-à-dire, que la capécitabine se comporte comme un précurseur du 5-FU. Une fois administrée par voie orale, la capécitabine se transforme en médicament actif : le 5-FU. Mais, cette capécitabine est contre-indiquée *« chez les patients présentant une absence complète d'activité de la DPD (dihydropyrimidine déshydrogénase) »* comme cela est lisible dans le RCP (résumé des caractéristiques du produit) version VIDAL®2017. Cette « *DPD* » est une enzyme impliquée dans la dégradation du fluoro-uracile en un produit moins toxique. Ce VIDAL® indique :

« Rarement et de manière inattendue, des toxicités sévères (par exemple stomatite, diarrhées, inflammation des muqueuses, neutropénie et neurotoxicité) associées au 5-FU ont été attribuées à un déficit d'activité de la DPD. Les patients présentant une activité faible ou une absence d'activité de la DPD (...) sont exposés à des risques accrus d'effets indésirables sévères, engageant le pronostic vital ou d'évolution fatale provoqués par le fluoro-uracile.

Bien qu'un déficit en DPD ne peut pas être précisément défini, il est connu que les patients présentant certaines mutations homozygotes ou certaines mutations hétérozygotes du locus du gène DPYD, pouvant être responsables de l'absence complète ou quasi complète d'activité enzymatique de la DPD (tel que déterminé par test en laboratoire), sont exposés à un risque maximal de toxicité engageant le pronostic vital ou d'évolution fatale, et ne doivent pas être traités par Xeloda (...). »

En pratique, la recherche de ce déficit en DPD est-elle réalisée systématiquement ? À lire certains articles, je serais tenté de répondre par la négative. Un ou plusieurs décès auraient été récemment enregistrés en France. C'est-dire l'importance du sujet. Les familles des victimes risquent de ne pas comprendre le fait de ne pas avoir effectué cette préalable recherche de ce déficit enzymatique avant la mise en route du traitement.

Des informations d'ordre général, concernant les essais cliniques et les médicaments, méritent d'être soulevées. Là encore, arrêtons de nous étonner face à un effet indésirable présumé médicamenteux, aussi grave soit-il, constaté notamment lors d'un essai thérapeutique.

On oublie, on ignore, que le médicament que l'on consomme a été préalablement testé sur des animaux et des Hommes.

Un récent événement indésirable médicamenteux vient de révéler un besoin d'informations. Notamment sur les étapes qui précédent le dépôt, par un laboratoire pharmaceutique, d'une autorisation d'une mise sur le marché (AMM) d'un médicament.

Rien n'est totalement impossible : c'est le propre de l'expérimentation. Qui pourrait oser affirmer, avec certitude, qu'un décès ne pourrait se produire dans le cadre d'un essai thérapeutique ? Il suffit de consulter les archives et les causes justifiant des interruptions de certains essais cliniques.

Rappelons les deux types d'effets indésirables et leur prévisibilité partielle et incertaine. En règle générale, un effet indésirable en rapport avec une propriété pharmacologique du médicament est prévisible, dose-dépendant, fréquent ; et donc relativement détectable avant la commercialisation. Mais, un effet indésirable sans rapport avec ladite propriété est, par nature, imprévisible, dépend de facteurs propres à certains individus (patients), rare ; et par conséquent difficilement repérable avant la commercialisation.

Des tests préalables à la mise à disposition d'un médicament sont incontournables. Quelle que soit l'origine d'une molécule prometteuse, découverte sur une paillasse d'un laboratoire, elle doit subir plusieurs tests préalables à son éventuelle commercialisation. Ces tests s'échelonnent sur plusieurs années.

La structure chimique du médicament constitue un premier indice. Il existe une relation entre cette structure, ce squelette, et l'activité de ce médicament.

Ces tests préalables à la commercialisation ont un but. Ils cherchent à faire connaissance avec cette nouvelle substance et à cerner ses différentes facettes : son rapport bénéfice/risque (son efficacité, ses effets indésirables), la dose optimale (efficace, non toxique), les voies d'administration possibles (orale, injectable, oculaire, rectale, cutanée, etc.), son devenir dans l'organisme (son trajet, ses transporteurs, ses cibles, l'organe qui la dégrade et la transforme, celui qui l'élimine de l'organisme, etc.), son mécanisme d'action (comment elle agit, sur quelle(s) cible(s), etc.)...

D'abord, des animaux sont sacrifiés. En premier lieu, l'expérimentation commence chez l'animal. Elle se déroule chez au moins deux espèces animales différentes. Dans ce cadre, des animaux sont empoisonnés, tués, disséqués, puis explorés. À ce niveau, la dose létale, notamment, est recherchée ainsi qu'un éventuel effet tératogène à l'origine de malformations congénitales (chez les descendants).

De l'animal à l'Homme, il existe une barrière d'espèces. Les informations recueillies chez l'animal ne sauraient être aveuglement transposées chez l'Homme. Car les études menées chez l'animal présentent plusieurs limites : faible nombre d'animaux traités ; le métabolisme (dégradation, transformation, élimination) du médicament variable selon les espèces ; certains effets n'expriment pas de manifestations anatomiques visibles ; la reproduction de la maladie humaine chez l'animal sujette à caution ; interactions (environnement, alimentation, etc.)...

Les essais autorisés chez l'Homme s'inscrivent dans un cadre légal. Ladite barrière d'espèces entre l'animal et l'Homme permet de justifier ces essais menés chez l'Homme (dits essais cliniques). Car, aussi séduisant soit-il, un médicament n'est utile que s'il démontre son intérêt clinique : chez le patient, dans la vraie vie, en pratique courante. Un médicament au mécanisme d'action original peut s'avérer sans intérêt chez l'Homme. Un autre apportera un réel bénéfice alors même que son mécanisme d'action précis n'a jamais été complétement élucidé comme l'illustre l'exemple du paracétamol. Ces essais cliniques se déroulent en trois phases : phase 1, phase 2 et phase 3. La première est donc nécessairement la plus dangereuse. Selon la phase, les essais se déroulent chez le volontaire sain ou chez le malade. Les protocoles, complexes, impriment une particulière rigueur qui laisse une place significative à la pharmacovigilance. Le début d'un essai clinique exige des autorisations préalables. Sa mise en œuvre s'opère sans un cadre suivi. Le contrôle débute avant l'essai et se poursuit même après la fin de ce dernier.

Le consentement libre et éclairé des personnes « cobaye » est requis. Contrairement aux animaux, les personnes acceptant de se prêter à ces recherches doivent donner un consentement libre et éclairé. Elles gardent leur liberté de se retirer de l'essai à tout moment. Ce point interroge le cas d'une personne majeure incapable (trouble mental) ou d'un mineur (et notamment *l'infans*). Serait-il éthiquement acceptable de soumettre un enfant à de telles recherches ? L'enfant est-il en mesure de donner ledit consentement libre et éclairé ? C'est sans doute un des facteurs limitants qui pourraient expliquer le fait que les enfants seraient souvent « *les oubliés* » de l'industrie pharmaceutique. Mais, pas pour les vaccins, par exemple.

Quel bénéfice individuel est attendu de ces essais cliniques ? Quel bénéfice pourrait espérer notamment un volontaire sain ? Ce dernier ne serait-il pas confronté au seul dénominateur du rapport bénéfice/risque ?

La personne « cobaye » serait-elle la seule à être rémunérée ? Les établissements de santé, leurs professionnels, recevraient-ils, eux aussi, une rémunération en acceptant d'accueillir des essais cliniques ?

Les essais cliniques pourraient représenter un cadre susceptible de mettre en évidence des liens et des conflits d'intérêts. Il y aurait lieu de s'interroger sur leur déclaration.

Les maladies rares, elles, sont à la frontière des essais cliniques. Un médicament, non encore mis sur le marché, peut se voir délivrer notamment une ATU (autorisation temporaire d'utilisation). C'est le cas, par exemple, dans certaines maladies rares qui ne disposent pas d'un traitement. Si au cours d'un essai clinique, le médicament testé laisse présumer un bénéfice supérieur au risque, cette ATU peut être délivrée par l'agence nationale de sécurité du médicament (ANSM). Un suivi rigoureux est également la règle en pareilles circonstances.

Au-delà du produit testé, un circuit du médicament spécial et sécurisé doit être mis en place. Un médicament faisant l'objet d'un essai clinique suit une gestion hospitalière particulière. Son circuit est différencié par rapport à celui des autres médicaments. Mais, l'accident peut également émaner des lacunes habituellement observées dans le circuit classique d'un médicament mis sur le marché.

Un accident médicamenteux survenu dans le cadre d'un essai clinique appelle donc à s'interroger sur l'organisation des circuits logistique et d'information ayant permis l'acheminement du produit depuis sa livraison par le fournisseur jusqu'au patient ; sur les rôles respectifs de chacun des acteurs principaux du circuit du médicament ci-dessus présentés.

À l'issue des essais cliniques, une éventuelle autorisation de mise sur le marché pourrait être délivrée. Mais, le profil du rapport bénéfice/risque du produit demeure éternellement sous surveillance. Comme l'expérimentation animale, les essais cliniques (chez l'Homme), une fois les trois phases terminées, présentent généralement des limites aussi bien qualitatives que quantitatives. Autant dire que l'autorisation de mise sur le marché (AMM) ne pourrait représenter une totale garantie du profil bénéfice/risque du jeune médicament mis à disposition. Ce dernier sera, enfin, confronté à la vraie vie. Celle d'une large population dont les patients ne sont pas triés avec des critères bien précis. Le code de la santé publique parle d'ailleurs de « *données acquises de la science* ». Ces données sont en constante évolution. Durant toute sa vie, le médicament, qu'il soit jeune ou ancien, sera surveillé comme le montrent les exemples déjà donnés. C'est la finalité même de la pharmacovigilance. Celle-ci représente la phase 4 d'évaluation du médicament.

Une question, une perspective, soulève l'interrogation relative à l'acceptation des risques et à la recherche d'une idée nouvelle. Quelles sont les limites de l'acceptation des risques par les personnes, notamment les volontaires sains, se prêtant à des recherches biomédicales ? Des risques susceptibles de générer des dommages corporels.

Enfin, devrait-on envisager une nouvelle méthode capable de nous aider à faire franchir au moins la zone sensible de la phase 1 des essais cliniques ?

Mais, à ce jour, ladite méthode serait-elle accessible à l'Homme avec ses faiblesses, ses passions, ses imprudences, son inquiétude, son impatience… ?

Monsieur Le Président de la République,
Monsieur Emmanuel MACRON,

Il y a lieu de comprendre avant de décider. En tant que pharmacien, spécialiste du médicament et de son circuit, je viens vous livrer quelques clefs de cette compréhension.

En urgence, avec gravité, de façon générale, sommaire et non exhaustive, ces quelques lignes vous décrivent l'état des lieux du circuit du médicament en France. Cette réflexion puise dans mon expérience acquise sur le terrain. La situation actuelle, devenue chronique, pourrait être saisie par notamment les dispositions de l'article 223-1 du code pénal : « *Des risques causés à autrui* ». Par cette infraction de prévention, le législateur entend préserver l'intégrité et la vie humaines. Il appelle à l'action même dans les cas où aucune victime n'est à déplorer.

Il est temps que les priorités en matière de santé publique soient définies de façon objective, précise et pédagogique. La contrainte pourrait heurter le but légitime poursuivi.

Il vous revient donc de considérer la véritable urgence de santé publique, silencieuse, que je viens de vous décrire. Elle est liée notamment et avant tout aux dysfonctionnements de l'organisation, aux glissements des tâches, aux lacunes de la formation et de l'information indépendantes sur le médicament, à l'insuffisance de l'évaluation du médicament et des pratiques. Cela est relevé par des rapports, indépendants et réglementaires en tout premier lieu.

Il vous appartient d'ériger, et sans délai, cette urgence sanitaire en grande cause nationale.

Cela pourrait vous éviter notamment de croiser les larmes d'une ou de plusieurs familles.

Tout retard ne serait que du temps supplémentaire perdu ; et des vies anéanties.

La solution consiste à revenir vers les règles fondamentales.

Au centre hospitalier dans lequel j'exerce, j'ai mis en place notamment la pharmacovigilance, la coordination des vigilances sanitaires et le centre territorial d'information indépendante et d'avis pharmaceutiques (CTIAP).

La prochaine action, que j'envisage de mettre en œuvre, s'oriente vers la proposition de « *consultations effets indésirables et pharmacovigilance* ».

En restant à votre disposition.

Avec mon profond respect.

© 2017, Amine UMLIL

Éditeur :
BoD – Books on Demand,
12/14 rond-point des Champs Élysées
75008 Paris, France

Impression :
BoD – Books on Demand, Norderstedt,
Allemagne

ISBN : 9782322084043
Dépôt légal : septembre 2017